Eugen Kennedy

HANDBUCH DER SEXUALBERATUNG

Eugen Kennedy

HANDBUCH DER SEXUALBERATUNG

Verlag Styria

Ins Deutsche übertragen von Anton Grabner-Haider
Der Titel der amerikanischen Originalausgabe lautet
SEXUAL COUNSELING
und erschien 1977 bei The Seabury Press, New York

CIP-Kurztitelaufnahme der Deutschen Bibliothek

Kennedy, Eugen:
Handbuch der Sexualberatung / Eugen Kennedy.
Aus d. Amerikan. von A. Grabner-Haider. —
Graz, Wien, Köln: Verlag Styria, 1979.
ISBN 3-222-11223-1

1979 Verlag Styria Graz Wien Köln

Printed in Austria
Umschlaggestaltung: Christoph Albrecht
Gesamtherstellung:
Druck- und Verlagshaus Styria, Graz
ISBN 3-222-11223-1

INHALT

EINLEITUNG

Dieses Buch wurde nicht geschrieben, um irgend jemanden vom Wert des Sexuellen zu überzeugen, wie es heute viele „sexualpolitische“ Bücher für sexuelles Glück auf dem Markt gibt. Es ist auch kein Handbuch, das jeden beliebigen Berater schon zu einem Spezialisten für Sexualtherapie machen kann. Es ist auch nicht für jene geschrieben, die das sexuelle Leben ihrer Mitmenschen formen und verbessern möchten, sondern für solche, die durch ihren Beruf häufig mit Menschen zu tun haben, die ihnen ihre sexuellen Konflikte anvertrauen. Es ist entstanden bei der Ausarbeitung meines *Handbuches der Lebensberatung* (Verlag Styria, Graz 1978). Es ergänzt daher dieses Handbuch, indem es zur Klärung und Therapie sexueller Probleme beitragen möchte. Es wendet sich hauptsächlich an *Erzieher, Seelsorger, Ärzte, Rechtsanwälte,* an Menschen also, die in ihrer täglichen Arbeit genötigt sind, anderen einen Rat geben zu müssen.

Deshalb behandle ich eine Anzahl spezifischer sexueller Schwierigkeiten im Zusammenhang mit ihren psychologischen Ursachen. Ich befasse mich ausführlich mit der Frage der *Übertragung,* weil viele helfende Berufe sich mit diesem sozialpsychologischen Phänomen auseinandersetzen müssen. Dieses Buch ist also keine Gebrauchsanweisung für unser tägliches Wohlbefinden. Es wendet sich auch nicht an jene Amateurtherapeuten, die ein fast leidenschaftliches Bedürfnis haben, anderen Menschen in ihren alltäglichen Nöten zu helfen. Es bleibt trotz der zunehmenden Anzahl von speziellen Beratungsinstitutionen eine Tatsache, daß viele Menschen mit ihren Lebensproblemen zuerst einmal zu einem nicht hauptberuflichen Berater kommen. Dazu gehören Seelsorger, Rechtsanwälte, Erzieher, Vorgesetzte und Mitarbeiter am Arbeitsplatz. Die Menschen haben das Bedürfnis, anderen ihre Lebensgeschichte zu erzählen; dies besonders dann, wenn sie mit sexuellen Schwierigkeiten zu kämpfen haben. Aber sie sprechen zunächst von allgemeinen menschlichen Problemen. Zumeist sind sie sich nicht sicher, an

wen sie sich wenden sollen. Wenn sie nicht zufällig auf einen hauptberuflichen Psychologen oder Lebensberater stoßen, dann vertrauen sie sich jenem Menschen an, dem sie voll vertrauen können, auch wenn er keine hinreichende psychologische Ausbildung hat, um ihnen effektiv helfen zu können.
Aber gerade dieses *Vertrauen* ist die stärkste therapeutische Kraft, es ist die beste Energiequelle für diese Menschen, mittels derer sie ihre Probleme auf konstruktive Weise lösen können. Den meisten Menschen fällt es nicht leicht, über sich selber zu sprechen. Meist fehlt es an der geeigneten Sprachfähigkeit, um sexuelle Probleme hinreichend klar ausdrücken zu können. Oft wird in symbolischer Weise darüber gesprochen. Worauf es aber ankommt, ist, daß sie über sich selber sprechen wollen und daß sie bereit sind, die Wahrheit ihres Lebens näher zu ergründen. Gewöhnlich möchten die Leute sehr wohl die Wahrheit über sich selber sagen, auch wenn sie dies oft in verwirrender und widersprüchlicher Weise tun. Der nebenberufliche Berater muß nun fähig sein, die Grundlinien dieser Lebensgeschichten zu erkennen. Er muß die sexuellen Schwierigkeiten in die Gesamtpersönlichkeit einordnen können, damit er überhaupt jemandem helfen kann. Für viele problembeladene Menschen ist es bereits eine große Hilfe, wenn sie sich aussprechen können und wenn ihnen jemand zuhört, auch wenn dies noch nicht unmittelbar zur Lösung ihres Problems beiträgt. Für sie ist die Erfahrung wichtig, daß ein anderer Mensch mit Mitgefühl und Respekt an ihrem Leben Anteil nimmt. Diese Menschen, die solche Lebensgeschichten meist zuerst hören, sind fast durchwegs keine ausgebildeten Psychologen. Daher brauchen sie eine Anleitung und Hilfe, damit sie die oft obskure und verschlüsselte Sprache ihrer Klienten überhaupt richtig verstehen können. Mit etwas mehr Einsicht, wissenschaftlicher Information und stärkerem Selbstvertrauen können gerade nebenberufliche Berater eine Hilfe geben, die für viele Menschen einen großen Nutzen, wenn nicht sogar die Lösung ihrer Probleme bedeutet.
Der erste Schritt besteht darin, daß wir die *Lebensgeschichte* eines Menschen genau aufnehmen können. Das sieht relativ einfach aus, aber wir müssen fähig werden, die wesentlichen Merkmale und Absichten dieser Geschichte zu erkennen und sie selbst dann noch richtig zu verstehen, wenn sie sehr verzerrt oder

hintergründig erzählt wird. Aus der Beobachtung wissen wir, daß auch psychologische Laien sehr wohl dazu fähig sind, die Lebensgeschichte anderer Menschen zu verstehen. Manchmal kann ihr Einfühlungsvermögen sehr stark ausgeprägt sein. Denn sie sind nicht durch psychologische Theorien und durch Verhaltenstechnologien belastet. An der Universität erleben wir es häufig, daß Studenten in den ersten Semestern oft besser und unbefangener anderen Menschen zuhören können als mit Theorien vollgestopfte Absolventen. Denn die ausgebildeten Psychologen glauben häufig, daß sie ihr theoretisches Wissen und ihre klinische Erfahrung unter Beweis stellen müssen. Der in der Psychologie unbewanderte Mensch möchte den anderen einfach verstehen, seine spontanen Antworten sind meist weniger durch theoretische Konstruktionen verzerrt. Denn viele Menschen haben nun einmal durchaus zufriedenstellende zwischenmenschliche Kontakte, auch wenn sie keine ausgebildeten Psychologen oder „Verhaltenstechniker" sind. Sie können zwar den Konflikt eines Menschen nicht wissenschaftlich erklären, aber sie können zuhören und richtig aufnehmen. Viele relativ gesunde und selbstbewußte Menschen können eine *Offenheit* und *Spontaneität* entwickeln, die ein großer Vorteil für das Verstehen anderer Menschen sind.

Ich bin der Ansicht, daß nebenberufliche Berater in Zusammenarbeit mit Experten einen wichtigen Beitrag zu einer optimalen Problemlösung in unserer Gesellschaft leisten können. Es gehört zu unserer menschlichen Existenz, daß unser Sexualleben nicht nur ein irdisches „Paradies" ist. Wir haben in der letzten Zeit allzu viele Probleme durch eine freiere Sexualität lösen wollen, etwa das Problem der Einsamkeit und Entfremdung. Aber die Sinnleere unter den Menschen ist dadurch nicht geringer geworden. Mit viel Enthusiasmus werden Ansichten verbreitet, daß wir uns durch ein glückliches Sexualleben praktisch selber erlösen könnten. Aber dadurch wird die Sexualität des Menschen schlicht überfordert. Das ist auch ein Grund dafür, warum nebenberufliche Berater eher einen *Lebenssinn* vermitteln können, als dies in einer wertfreien Sexualtherapie möglich ist. Erzieher, Lehrer, Ärzte oder Seelsorger wissen aus ihrer beruflichen Arbeit sehr wohl, wo die eigentlichen Probleme ihrer Klienten liegen; sie sind nämlich viel verschlungener und umfassender, also nicht bloß sexueller Art. Wir müssen die menschliche Sexualität in ihrer *gesamtmenschlichen Perspektive* sehen. Vielleicht müßten wir auch ein bißchen realistischer sein als manche Utopien, die uns die „humanistische Bewegung" verkündet. Denn unsere romantischen und perfektionistischen Träume verdunkeln uns sehr oft den Blick für das wirkliche Leben. Ich denke, daß Berater nur dann anderen Menschen bei ihren sexuellen Problemen helfen können, wenn sie die breitere Lebenswelt unserer Gesellschaft im Auge haben.

Für viele nebenberufliche Berater ist es ein Problem, daß sie einen anderen Beruf als den eines Psychologen ausüben. Sie haben einen Sprach- und Wortschatz, der sich von dem der Verhaltenstechnologen grundlegend unterscheidet. Die Sprache ihres Berufes färbt auch auf ihre Weltanschauung und Weltsicht ab. Es kann auch sein, daß sich die spezielle Ausbildung in einem anderen Beruf für die Beratung als hinderlich erweist. Dies ist dann der Fall, wenn sie einem anderen nicht mit genügender Offenheit zuhören können. So leben Seelsorger und Priester häufig in einer Begriffswelt und bedienen sich einer Sprache, wo es die Kategorien „Sünde" und „Moral" gibt. Diese Begriffe gehören zu ihrer Lebenswelt, denn darin sind sie ausgebildet. Für den Seelsorger z. B. besteht die größte Versuchung darin, daß er jedes menschliche Problem mit seinen moralischen Kategorien zu erklären versucht. Er sieht dann an jeder Straßenecke einen Teufel oder einen Engel! Ein Rechtsberater oder Richter wird vielleicht geneigt sein, alle Lebensprobleme der Vorstellung von „Vergehen" und „Strafe" zuzuordnen. Wenn ein gläubiger Mensch zum Seelsorger kommt, dann wird er vielleicht oft fragen, ob sein sexuelles Verhalten richtig ist oder nicht. Aber unterschwellig wird er nicht ein Urteil darüber erwarten, sondern er hat einfach den Wunsch, seine persönliche Lebensgeschichte jemandem mitteilen zu können.

Gewiß kann ein Theologe einen sexuellen Konflikt sehr schnell mit dem Etikett „Sünde" überkleben. Aber damit hat er noch nichts von der inneren Dynamik und Persönlichkeitsstruktur eines Menschen verstanden. So ist es eine unbedingte Voraussetzung in der Beratung, daß sich ein Seelsorger moralischer Urteile enthält. Denn nur dann kann er die inneren Wunden eines Menschen verstehen, die geheilt werden sollen. Gewiß fällen nicht alle Seelsorger und Richter gleich moralische Urteile, wenn sie mit einem anderen Menschen zu tun haben. Aber da ihnen eine andere Sprache fehlt, um mit sexuellen Konflikten umzugehen, halten sie sich an ihre angelernten Begriffe. Natürlich fallen ihnen dann die alten Märchen über Sexualität ein, die aber zu den Ruinen der Geschichte gehören. Sie geben oft falsche Ratschläge, trotz der Wissensexplosion über Sexualität, die sich in den letzten Jahren ereignet hat. Aber Daten allein reichen eben nicht aus, um unser Nichtwissen über Sexualität auszumerzen.

Ich habe dieses Buch deswegen geschrieben, um nebenberuflichen Beratern einen Schlüssel in die Hand zu geben, mit dem sie die Bedeutung sexueller Konflikte erkennen können, und um sie hinreichend zu befähigen, ihren Klienten eine einfühlende und hilfreiche Antwort zu geben. Denn diese Menschen stehen gleichsam *an der Front* des menschlichen Lebens. Sie sind zumeist die ersten und häufig die einzigen, denen Menschen ihre inneren Probleme und großen Geheimnisse anvertrauen. Wenn sie fähig sind, statt moralische Urteile zu fällen, den ganzen Menschen und seine Struktur zu verstehen, dann werden sie auch die Grenzen und die Möglichkeiten einer Beratung besser erkennen. Sexuelle Probleme sind meist der empfindlichste Seismograph für persönliche Schwierigkeiten; in ihnen wird unsere psychische Dynamik am deutlichsten sichtbar. Aber ich bin zur Überzeugung gekommen, daß sich sexuelle Probleme viel besser lösen lassen, wenn sich ein Berater nicht nur ausschließlich mit ihnen befaßt, sondern wenn er sie im größeren Kontext des menschlichen Lebens sieht. Meine Überlegungen, die ich in diesem Buch vortrage, wurzeln in einem *dynamischen Verständnis der menschlichen Persönlichkeit.* Wir alle sind voll von Seltsamkeiten und Widersprüchen; wir werden angetrieben von Kräften unseres *Unbewußten*, das kein toter Fisch ist, sondern eher eine lebendige Schlange. Das bedeutet, daß wir uns niemals selber verstehen können, wenn wir nur an der Oberfläche unseres äußeren Verhaltens bleiben.

Auch nebenberufliche Berater sollten ein Gespür für die *Komplexität des Menschen* entwickeln, für die Einzigartigkeit und Naturverbundenheit der menschlichen Existenz. Dann haben sie viele Möglichkeiten, Menschen mit sexuellen Problemen wirklich zu helfen, denn diese Probleme wurzeln in der Tiefe unserer psychischen Struktur. Das bedeutet aber nicht, daß ich *Verhaltenstherapie* bei sexuellen Störungen völlig ablehne. Ich befasse mich auch damit in diesem Buch. Gewiß können verhaltenstherapeutische Methoden ihren Erfolg haben. Aber sie übersehen allzuleicht die Tiefenstrukturen der menschlichen Persönlichkeit. Sicherlich können wir ein äußeres Verhalten ändern, auch wenn wir seine emotionalen Gründe nicht kennen. Ich denke aber, daß eine Verhaltenstherapie dann leicht in Schwierigkeiten gerät, wenn sie sich der psychologischen Faktoren nicht hinreichend bewußt ist, die in einer therapeutischen Beziehung wirksam sind. Ich bin also der Meinung, daß nebenberufliche Berater sich nicht mit Verhaltenstherapie abgeben sollen, wenn Menschen mit ihren Problemen zu ihnen kommen. Sie sollen zwar wissen, daß sie ihre Klienten in manchen Fällen an Verhaltenstherapeuten überweisen können, aber sie sollen selber damit möglichst nicht experimentieren.

Es gibt heute einfach zu viele selbsternannte Sexualtherapeuten, die eine Menge von Methoden anbieten. Die Fülle dieser Methoden ist auch für ausgebildete Psychologen schon verwirrend, und es ist eindeutig ein Mangel unserer Gesellschaft, daß wir diese schön klingenden neuen Therapiemethoden nicht besser im Griff haben und regulieren können. Nebenberufliche Berater brauchen ein Grundverständnis der menschlichen Dynamik, um einerseits die mögliche Signifikanz von sexuellen Problemen richtig erkennen zu können und andererseits die psychologischen Behandlungsmethoden richtig einzuschätzen, zu denen sie ihren Klienten raten können. Sie brauchen dazu ein klares Urteilsvermögen, denn es gibt dafür keine gesellschaftlichen Regeln und Vorschriften. Je mehr wir über die innere Dynamik der menschlichen Persönlichkeit wissen, desto weniger Fehler werden wir in der Beratung machen.

Ich habe dieses Buch auf keinen Fall zu dem Zweck geschrieben, um aus Lehrern, Erziehern, Seelsorgern, Rechtsberatern oder Managern Experten für Sexualerziehung und Sexualtherapie zu machen. Aber ich möchte diesen Menschen eine Hilfe an die Hand geben, damit sie ihre eigene berufliche Arbeit vertiefen und verbessern können. Es ist ein Irrtum, wenn man meint, man könnte aus einem Richter oder Seelsorger mit einfachen Methoden einen guten Psychologen machen! Wenn diese Leute mehr

Information über die menschliche Sexualität und ihre Manifestationen erhalten, dann können sie besser verstehen, was in einem Menschen wirklich vorgeht, der zu ihnen um Hilfe kommt. Sie können die unterschwelligen emotionalen Spannungen erkennen und vielleicht feststellen, woher sie stammen. Und sie können vor allem durch solche Einsichten auch für die Entscheidungen in ihren Berufen als Lehrer, Erzieher, Richter, Seelsorger oder Ärzte profitieren. Nebenberufliche Berater können auf diese Weise sensibler werden für spezifische sexuelle Probleme, mit denen sie konfrontiert werden. Und sie werden klarer sehen, was sie zur Lösung dieser Probleme beitragen können. Sie werden sich vor allem nicht auf Beziehungen solcher Art einlassen, die ihre Arbeit schwer behindern würden.

So halte ich es für ganz richtig, daß auch nebenberufliche Berater ein Gespür bekommen für das Phänomen der *Übertragung* (Transferenz) und *Gegenübertragung* in einer helfenden Beziehung. Nur ganz naive Menschen lassen sich auf eine Sexualberatung ein, ohne irgendeine Ahnung zu haben von dem komplexen Spiel von Emotionen oder von der intensiven Kommunikation, die zwischen einem Klienten und dem Berater stattfindet. Viele unglückliche und leidvolle Beziehungen, in die Amateurtherapeuten verwickelt werden, entstehen dadurch, daß ein Berater keine Ahnung hat, auf welche Weise Menschen einander beeinflussen. Wenn aber ein nebenberuflicher Berater ein klares Wissen von der Möglichkeit der Übertragung und der Gegenübertragung von Gefühlen zwischen dem Klienten und ihm hat, dann wird er mit seiner Aufgabe besser zurechtkommen. Er wird sich vor allem selbst besser beobachten können und die Übertragungsgefühle zumindest nicht falsch interpretieren. Gewiß entstehen für einen Berater auch Konflikte durch die sexuelle Attraktivität eines Klienten, aber sie können mit diesen Konflikten besser fertigwerden, wenn sie wissen, was Übertragung und Gegenübertragung in der erotischen Beziehung bedeuten. Wenn ein nebenberuflicher Berater auf diese Phänomene gefaßt ist, dann wird er sich durch solche Übertragungsgefühle nicht bedroht fühlen, und er wird seinem Klienten wirklich eine Hilfe geben können. Viele berufsbedingte Liebesaffären sind weniger das Produkt erotischer Romantik, sondern vielmehr das Ergebnis von Übertragungsgefühlen.

Ich nehme in diesem Buch auch Bezug auf unsere allgemeine Einstellung zur Sexualität und zu menschlichen Beziehungen. Unsere Grundstimmung scheint mir da nicht so sehr mit der klaren Helle eines frischen Frühlingsmorgens vergleichbar zu sein, sondern eher mit der drückenden Hitze eines schwülen Sommernachmittags. Viele Menschen haben ein *Gefühl der Angst und des Überdrusses.* Kritische Zeitgenossen haben den Eindruck, daß unsere sogenannte „sexuelle Revolution" eher in die Isolation gedrängte Menschen und zerstörte Familien hinterlassen hat und nichts, das man als Sieg bezeichnen könnte. Die Enttäuschung darüber, daß die Liberalisierung der Sexualität oft nicht viel mehr hervorgebracht hat als offene Pornographie und drohende Frustration, ist groß. Aber die Menschen in ihrer Sexualität benötigen mehr als dies. Vielleicht ist es die Aufgabe der nebenberuflichen Berater, zu einer Klärung der Atmosphäre beizutragen und den Menschen zu helfen, die geheimnisvollen Züge ihrer Sexualität wieder zu entdecken. Gewiß brauchen wir besser informierte Menschen, die ihre sexuelle Erfahrung mit hinreichendem Wissen interpretieren können. Aber die großen Verheißungen eines allseits glücklichen Sexuallebens allein helfen uns nicht weiter. Ich denke, daß wir erst langsam beginnen, die menschliche Sexualität zu verstehen. Wir müssen von ihr in einer anderen Sprache als der der Moral und des Gesetzes sprechen. Vielleicht können uns Dichter und Schriftsteller helfen, eine gültige Form zu finden, in der wir unsere menschlichen Erfahrungen, unsere Gefühle und Sehnsüchte ausdrücken können. Ich wiederhole es noch einmal: Nebenberufliche Berater brauchen keine Experten für Sexualtherapie zu sein; solche gibt es ohnehin nur wenige. Sie sollen vielmehr den Menschen in einem sehr weiten Sinn Hilfe geben können. Dazu möge dieses Buch dienen.

1. DAS GRUNDVERHALTEN

In der Vergangenheit wurde die menschliche Sexualität häufig als ein „Geheimnis“ angesehen. Aber sie ist ebenso ein faszinierendes „Spiel“, in das wir alle persönlich hineinverstrickt sind. Um anderen Menschen helfen zu können, benötigen wir genaue *wissenschaftliche Informationen* über die menschliche Sexualität. Aber noch wichtiger ist, daß wir uns über *unsere Beweggründe* klarwerden, warum wir anderen Menschen mit sexuellen Problemen helfen wollen. Wir brauchen eine „Philosophie der menschlichen Persönlichkeit“ für diese Arbeit, nicht um uns moralistisch zu gebärden, sondern um die Dinge realistisch zu sehen. Sexualität ist eine *Grundfunktion des Menschen*, daher benötigen wir ein Verständnis der gesamten menschlichen Persönlichkeit.
Heute wird häufig von einem *sexuellen Verhalten* gesprochen. Dies legt die Vermutung nahe, die Sexualität habe ein Eigenleben. Verhaltenswissenschaftliche Analyse fragt sich nicht, wo die tieferen Wurzeln für unser Handeln und Verhalten liegen. Gewiß haben solche wissenschaftliche Analysen über das menschliche Verhalten ihren Wert, denn wir benötigen exakte Informationen, wenn wir anderen Menschen Rat geben wollen. Dennoch haben es Berater niemals nur mit dem „Verhalten“ zu tun. Sie haben es vielmehr mit *Menschen* zu tun, in deren Leben die Sexualität eine wichtige Rolle spielt. Deshalb wird unsere ganze Arbeit von dem *Menschenbild* beeinflußt, das wir mitbringen. Wir haben es mit Menschen zu tun, die in einer bestimmten Kultur aufgewachsen sind und die vielfältige Lebenserfahrungen gemacht haben. Wir müssen die ganze Komplexität der Menschen im Blick haben. Dennoch müssen wir die Einzigartigkeit jedes einzelnen berücksichtigen, wenn er mit sexuellen Problemen in die Beratung kommt. Unsere persönliche Antwort darf sich nicht nur auf den Körper oder bestimmte Körperteile beziehen, sondern muß immer den ganzen Menschen einschließen, der zu uns kommt. Jede andere Antwort leistet der Entpersonalisierung der Sexualität Vorschub.

Weiters ist es sehr wichtig, daß ein Berater bereit ist, seine *eigenen Schwierigkeiten* und Probleme zu sehen. Denn er muß sie bei seiner Beratungstätigkeit in Rechnung stellen; sie haben ja bis dahin ihre Auswirkungen. Ein Berater muß sehr sorgfältig in sich selbst hineinhorchen können, ebenso wie er seinen Klienten zuhört. Für viele Berater ist es das dominante Motiv ihrer Arbeit, daß sie damit ihre eigenen Persönlichkeitsprobleme lösen oder stabilisieren können. Berater müssen die wichtigsten Signale und Botschaften des eigenen Innenlebens kennen, wenn sie sich nicht von ihren unbewußten Bedürfnissen täuschen lassen wollen. Sie müssen, kurz gesagt, in der Lage sein, mit ihren eigenen sexuellen Problemen in ehrlicher Weise fertigzuwerden. Trotz der sogenannten „sexuellen Revolution“ der letzten Jahre haben viele Menschen Angst, wenn von Sexualität die Rede ist. Diese Angst drückt sich sogar in manchen obszönen Witzen aus. Wir können solche Gefühle nicht willentlich wegschaffen, wir müssen sie vielmehr erkunden und zu akzeptieren versuchen.

Sowohl verlegenes Schweigen als auch Fehlinformationen wirken sich in der Sexualberatung sehr negativ aus. Sicher können wir nicht erwarten, daß wir alles über unsere eigene Sexualität und die der anderen wissen. Aber wir können eine Reife und lernbereite Offenheit entwickeln, so daß wir fähig sind, die tieferen Wahrheiten in uns selbst und in den anderen zu ergründen. Berater und Klienten befinden sich schließlich auf derselben Reise des menschlichen Lebens.

Ein anderer wichtiger Punkt besteht darin, daß die Berater offen sagen, was sie für einen Klienten tun können. Manche möchten sexuelle Schwierigkeiten dadurch lösen, daß sie an Stelle der alten Märchen unserer Großmütter neue Märchen über Sexualität erzählen. Aber auch die neuen Märchen sind nicht mehr wert als die alten. Bei der Sexualberatung brauchen wir ein gewisses Maß an menschlicher Weisheit, um die Möglichkeiten und Grenzen unserer Arbeit richtig einschätzen zu können. Diese Weisheit sucht nach einem tieferen Verständnis der menschlichen Person, sie bleibt nicht an der Oberfläche.

Unsere Fähigkeit, anderen helfen zu können, hängt davon ab, inwieweit wir *uns selbst* auf ihr Leben *einlassen* können. Das ist viel wichtiger als die wissenschaftliche Information über Sexualverhalten. Gewiß ist diese notwendig, und sie trägt auch wesentlich zum Selbstvertrauen des Beraters bei. Denn nichts ist in der Beratung peinlicher, als wenn wir dem Klienten das Gefühl vermitteln, wir wüßten nur ungefähr, worüber wir reden. Nicht zuletzt trägt die wissenschaftliche Information dazu bei, unsere persönliche Präsenz zu festigen. Wir können anderen nur dann wirksam helfen, wenn wir uns selber so stark besitzen, daß wir fähig sind, einfühlsamen und verständnisvollen Kontakt mit anderen aufzunehmen. Wenn wir nur Information vermitteln und uns selbst dabei zurückhalten, dann mindern wir die Wirkung unserer Beratung. Denn wir können die beste Information dazu benutzen, um unsere eigenen Vorurteile und Ängste zu überdecken. Die theoretische Information muß also in unsere ganze Persönlichkeit integriert sein. Unser eigenes *Ich* ist die stärkste Kraft in der Beratung.

Unsere westliche Kultur hegt heute weitgehend ein ambivalentes Gefühl gegenüber der *Autorität.* Wir haben sie nicht besonders gerne und protestieren lautstark dagegen, aber dennoch begeben wir uns unter ihren Schutz und Schirm. Nun sind nebenberufliche Berater wie z.B. Lehrer, Erzieher, Ärzte oder Seelsorger Autoritätspersonen, ob sie dies wollen oder nicht. Die Menschen erwarten von ihnen, daß sie auch wissen, wovon sie reden. Die Leute haben zunächst eine gewisse Angst vor solchen Autoritätspersonen, aber sie sind bereit, ihren Anweisungen zu folgen. Das kann oft sehr schwierig werden, wenn Personen in die Beratung kommen, die zutiefst autoritätsabhängig sind. Denn solche Menschen sind ständig darauf aus, die Verantwortung für ihre eigenen Entscheidungen und für ihr eigenes Leben abzuschieben. Das kann vor allem in jenen Fällen eintreten, wo Lehrer oder Seelsorger einen Beratungsdienst ausüben, denn sie symbolisieren ein bestimmtes *Wertesystem.* Der Berater kann seine berufliche Autorität nicht einfach wie ein Kleid ausziehen. Er muß sich auf Komplikationen gefaßt machen, denn viele Menschen drücken ihr Bedürfnis nach Abhängigkeit auf sehr subtile Weise aus, wenn sie in die Beratung kommen. Wir müssen hier also sehr vorsichtig sein. Jede Abhängigkeit, besonders bei sexuellen Problemen, belastet den Beratungsprozeß. Sie drückt auch ein Grundproblem der Lebenserfahrung dieser Menschen aus.

Wie ich schon sagte, müssen Berater sehr sensibel sein für *Übertragungsgefühle.* Sie müssen von Anfang an darauf achten, selbst die leisesten Signale, die an die Oberfläche dringen, wahrzunehmen, weil sie auf tiefere psychologische Faktoren hindeuten. Wir müssen genau beobachten, wie sich die Menschen selber präsentieren, wie sie mit der Autorität umgehen, wie sie sich verhalten. Daraus können wir bereits einige Hinweise auf ihre tieferen Probleme bekommen. Solche Faktoren weisen schon auf sexuelle Schwierigkeiten hin. Wenn wir hier nicht genügend sensibel sind, können wir leicht jene tatsächlichen psychischen Zustände übersehen, die hinter solchen Symptomen stehen. Denn so wie die Klienten sich uns darbieten und sich selbst darstellen, so tun sie es auch in ihrer alltäglichen Kommunikation mit anderen Menschen. So können z.B. *Abhängigkeitsgefühle* schon sehr deutlich auf sexuelle Dysfunktionen hinweisen. Wir müssen dann herausfinden, welche Rolle dieses Problem in den Beziehungen der Klienten spielt. Wir helfen einem Menschen am wenigsten, wenn wir sein Abhängigkeitsgefühl verstärken. Auch wenn wir unsere berufliche Position keineswegs hervorheben wollen, so können wir doch die Tatsache nicht übersehen, daß unser Beruf oder Titel bereits einen entscheidenden Einfluß auf den Klienten haben kann. Wir müssen daher sehr sensibel sein und immer die ganze Personstruktur eines Menschen im Auge behalten.

Wir können also unsere berufliche Autorität nicht einfach ablegen. Weder Seelsorger noch Erzieher können es verleugnen, daß sie ein bestimmtes Wertesystem repräsentieren. Dieses Wertesystem gehört zu ihrem Beruf, und seinetwegen kommen die Leute auch zu ihnen in die Beratung. So kommen viele zum Priester, weil dieser die traditionellen Werte ihrer Kultur vertritt, mit denen sie groß geworden sind. Sie haben das Gefühl, daß er ihre Lebenssituation verstehen kann. Sie haben durch ihre angelernten Verhaltensmuster bereits eine bestimmte Beziehung zum Priester. Darüber kann er sich in der Beratung nicht einfach hinwegsetzen, auch wenn er sich beim Vornamen anreden läßt und sein priesterliches Amtskleid abgelegt hat. Seine Position als Seelsorger bleibt ein bestimmender Faktor in der Beratung. Je mehr ein Priester diese Dinge zu verbergen sucht, umso deutlicher offenbart er seine eigenen Schwierigkeiten in der Situation. Dasselbe gilt in ähnlicher Weise vom Lehrer, vom Erzieher, vom Rechtsanwalt und vom Arzt.

Wenn ein Beruf mit einem bestimmten Wertesystem verbunden ist, so bedeutet das aber nicht, daß der Berater dieses Wertesystem in autoritärer Weise dem Klienten überstülpt. Die Klienten erwarten, daß der Berater für ihre eigenen Ansichten und Überzeugungen aufgeschlossen ist. Aber sie erwarten ebenso einen *klaren Standpunkt* des Beraters. Daher ist es sehr unklug, wenn ein Berater sein eigenes Wertesystem und seine Glaubensüberzeugungen in der Beratung verbirgt oder wenn er sich unverbindlich und vage ausdrückt. Er muß sich gar nicht moralistisch verhalten, aber er muß wissen, daß er immer in einer wertenden Beziehung zu den anderen Menschen steht. Viele Menschen wollen nicht nur zu einem besseren Leben gelangen, indem sie ihre augenblicklichen Probleme klären, sie möchten auch wissen, was für ihr Leben richtig ist, was sie tun sollen. Auch wenn sie nicht das große Glück suchen, so möchten sie doch ein gutes, anständiges Leben führen. Sie kommen zum Berater und erwarten von ihm, daß er ihnen etwas von seiner eigenen Lebensweise mitgibt.

Ein Berater darf diese Dinge nicht übersehen. Niemand kann uns die Reflexion über unsere eigenen Lebenswerte abnehmen. Wir präsentieren unser Wertesystem immer, und wir teilen auch unsere Glaubensüberzeugungen mit, ob wir es mit Worten tun oder nicht. Wenn wir also noch keine klare Position haben, etwa in einer so wichtigen Sache wie der menschlichen Sexualität, dann ist es zunächst wichtig, daß wir uns darüber Klarheit verschaffen, bevor wir andere Menschen beraten können.

Das Wichtigste für den Berater scheint mir die Erkenntnis zu sein, daß wir es bei sexuellen Schwierigkeiten immer mit einem *gesamtmenschlichen Problem* zu tun haben. Denn wenn wir die Sexualität überbetonen oder trivialisieren, dann vermindern wir ihren menschlichen Gehalt und ihre mögliche Bedeutung. Wenn wir Menschen mit sexuellen Konflikten beraten, dann lösen wir nicht nur Teile eines Rätsels der menschlichen Natur. Wir treten vielmehr mit unserer ganzen Person und mit unserer Lebensgeschichte in eine Beziehung zu einem anderen Menschen, der Schwierigkeiten hat, sein Leben als eine Ganzheit zu erfahren. Wo diese Ganzheit der menschlichen Person jedoch verwirklicht ist, dort sind alle individuellen Funktionen des menschlichen Lebens auf sie hingeordnet. Je mehr wir die menschliche

Persönlichkeit verstehen, umso effektiver können wir anderen Menschen helfen, auch wenn sie nur von ihren sexuellen Problemen sprechen. Wir haben es also niemals *nur* mit sexuellem Verhalten zu tun. Sexualität ist vielmehr eine besondere Form menschlicher Kommunikation, ein Ausdruck der eigenen Identität. Wir sind dann auf der richtigen Spur, wenn wir versuchen, den *ganzen* Menschen im Auge zu behalten.
Eine weitere Grundregel besagt, daß ein Berater in Sexualfragen über nichts erstaunt oder schockiert sein soll, was ihm bei seiner Tätigkeit zu Ohren kommt. Manche Berater sind der Meinung, daß sie alles schon einmal gehört haben. Aber das ist eine falsche Annahme, denn es gibt bei jedem Menschen immer etwas Neues, nicht nur im sexuellen Bereich. Wir müssen eines im Auge behalten, daß nämlich die Sexualität jener Bereich ist, in dem sich viele *nichtsexuelle Konflikte* und Situationen ausdrücken. Über die wichtigsten Konflikte werde ich in den folgenden Kapiteln sprechen. Nur wenn wir aufmerksam zuhören können, werden wir die komplexe Sprache der Sexualität verstehen. Wir werden dann tiefer in die menschliche Persönlichkeit hineinschauen können, wir werden die Macht der Sexualität begreifen und niemals schockiert oder verwundert sein über Dinge, die uns Klienten von sich erzählen. Sexualberatung ist nichts für naive Menschen und solche, die leicht schockiert sind! Sie ist aber auch nichts für jene Moralisten, die alles mit dem Maßstab des Guten und des Bösen messen. Sexuelle Probleme symbolisieren eine tiefere seelische Struktur. Daher ist es töricht, wenn ein Berater mit moralischen Maßstäben auftritt, um das Verhalten eines Menschen zu ändern, das er gar nicht verstanden hat. Wenn wir das bedenken, dann werden wir auch nicht mit voreiligen Lösungen zur Stelle sein. Wir befinden uns im ganzen Beratungsprozeß mit dem Klienten auf einer Reise zu größerer *Selbsteinsicht und Selbstentdeckung.* Diese Reise braucht sehr viel Geduld und Einfühlungsvermögen; wir dürfen das Boot, in dem wir beide sitzen, nicht schon bei den ersten Anzeichen stürmischen Wetters verlassen.
Wir lassen uns ganz auf die Person des anderen ein, wir versuchen zu erfassen, was er selbst über sich sagt, wenn er von seinen sexuellen Schwierigkeiten berichtet. Aber wenn wir ausschließlich diesen Problemen unsere Aufmerksamkeit schenken, dann

entgeht uns die ganze Persönlichkeit, die sich dahinter verbirgt. Unsere Frage stellt sich so: Was möchte uns dieser Mensch über sein Leben sagen? Diese Frage hilft uns, daß wir sowohl für die *Person* als auch für das Phänomen der *Übertragung* sensibel werden. Beides ist für die Beratung unabdingbar. Unser Bemühen, den anderen zu verstehen, läßt uns tiefer in seine Existenz eindringen, so daß wir Schritt für Schritt die Bedeutung seiner Schwierigkeiten erkennen können, und zwar im Kontext seines ganzen Lebens. Diese Blickrichtung haben wir immer im Auge. Wir müssen die ganze Person des Gesprächspartners verstehen, wir dürfen ihn niemals auf einen Aspekt seines Charakters fixieren. Fast möchte ich mit dem Schriftsteller John Cheever sagen: „Weg mit diesen und allen anderen Enthüllungen des sexuellen Kommerzes! Wie sollten wir je die tiefste Erfahrung unseres menschlichen Lebens begreifen, wenn wir davon reden wie über den Wechsel eines Autoreifens?“

Andererseits ist es sicher manchmal möglich, auf ein sexuelles Problem eine direkte Antwort zu geben, ohne daß wir in tiefere Persönlichkeitsstrukturen eindringen müßten. Das ist genau die Vorgangsweise vieler qualifizierter *Sexualtherapeuten*, besonders wenn sie bei gewissen Symptomen mit Lerntechniken arbeiten. Diese Methoden sind sehr ausführlich im Werk von William Masters und Virginia Johnson dargestellt worden. Manche Vereinfacher haben diese Methode auf ein Lernen durch Probieren reduziert, auf genau abgestimmte Lernübungen. Gewiß brauchen die Menschen in ihren sexuellen Beziehungen eine gewisse Geschicklichkeit, wie sie bei jeder Aktivität nötig ist. Bei einfacheren Problemen, die nicht sehr tief in der Personstruktur verwurzelt sind, können mit diesen Lernmethoden ohne Zweifel große Fortschritte erzielt werden. Wenn wir sexuelles Verhalten lernen können, dann können wir es auch lehren. So können wir gewiß viele Probleme lösen, die auf Fehlanpassung und falsche Sozialisierung zurückgehen. Aber diese Art der Sexualtherapie kann nur von sehr kompetenten Spezialisten durchgeführt werden, die gleichzeitig Verständnis für die tieferliegende seelische Dynamik haben. Sie versuchen den Menschen dahin zu konditionieren, daß er ein relativ störungsfreies Sexualverhalten wieder erlernen kann, ohne die Ängste und Zwänge, die ihn bisher behindert haben. Aber auch solche Techniken benötigen

eine tiefe Sensibilität für die menschliche Person. Wenn diese Methoden von kompetenten und verantwortungsbewußten Personen angewandt werden, können sie gewiß für viele sehr nützlich sein.
Dennoch seien hier zwei Warnungen ausgesprochen: Wenn man solche Bücher über *Sexualtherapie* liest, so genügt das noch lange nicht, um derartige Techniken in der Beratung auch richtig anwenden zu können. Man braucht dazu eine eigene Ausbildung und eine besondere Qualifikation. Zweitens gibt es heute viele selbsternannte Sexualtherapeuten, die keine genügende Ausbildung und zu wenig persönliches Einfühlungsvermögen für diese Arbeit haben. Unsere gesellschaftlichen Institutionen beginnen erst heute, solche Qualifikationen zu vergeben und zu überprüfen. Deshalb sollte ein nebenberuflicher Berater sehr genau wissen, an welche Fachleute er einen Klienten überweisen kann. In kompetenter Weise angewandt erweisen sich diese Methoden als sehr nützlich. „Der größte Vorteil ist die schnelle Lösung eines sexuellen Problems. Wir benutzen elementare Verhaltenstechniken, die zwei Menschen auch privat bei sich zu Hause anwenden können", sagt dazu der Psychiater Raul Schiavi. Aber diese direkte und schnelle Lösung eines Problems entbindet uns nicht von der Notwendigkeit, die tieferliegenden seelischen Schwierigkeiten zu ergründen. Viele verhaltenstherapeutisch orientierte Sexualtherapeuten sind der Ansicht, diese schnelle Therapie genüge bereits zur Lösung aller Probleme. Dem ist aber nicht ganz so. Sicher, wer das Lernen von sexuellem Verhalten betont, der hat implizit auch die Ganzheit der menschlichen Person im Blick. Aber ich denke, wir lernen dann am meisten, wenn wir nicht erst etwas unter Beweis stellen müssen und wenn wir von lähmenden psychologischen Erwartungen frei sind.

2. MASKEN DER SEXUALITÄT

Der Psychologe Judd Marmor hat einmal bemerkt, nicht alles, was genital sei, sei auch sexuell. Die menschliche Sexualität sieht bloß einfach aus, sie ist es aber nicht. Denn alles am Menschen ist komplex, und die Sexualität hat teil an der Vielfältigkeit der menschlichen Person. Daher muß sich ein Berater davor hüten, einfache Antworten zu geben, wenn er über komplexe Dinge gefragt wird. Auch wenn die Verhaltenstherapie bei sexuellen Problemen große Erfolge aufzuweisen hat, so werden dadurch doch häufig nur die Masken, nicht aber das wahre Gesicht des menschlichen Sexualverhaltens aufgedeckt. Ein Berater muß ständig bemüht sein, die vielen Bedeutungen sexueller Betätigung zu verstehen. Sensible Berater werden Klagen über sexuelle Schwierigkeiten im Kontext der Gesamtpersönlichkeit und der zwischenmenschlichen Beziehungen der Klienten sehen. Indem sie ihnen zuhören, entdecken sie Probleme, die in verschlüsselter Form auf die tiefere Bedeutung der sexuellen Symptome hinweisen. Viele Menschen können die vielfältigen Motivationen für ihr Sexualverhalten nicht verstehen. Sie fühlen sich zuweilen sehr abhängig von ihrer Sexualität, oder sie bemerken zu ihrer Überraschung, daß sie durch ihre Sexualität etwas auszudrücken vermögen, was sie sonst nicht zum Ausdruck bringen können. Menschliche Sexualität ist eine geheimnisvolle und vielschichtige Sprache. Aber nur wenige Menschen haben eine klare Vorstellung davon, was ihnen ihre Sexualität sagt.

Wenn der Berater seinen Blick von den einzelnen sexuellen Handlungen abwendet und auf die breiteren Motivationen achtet, dann beginnt er die Person eines Menschen besser zu verstehen. Er begreift dann den psychologischen Stil, der sich in der Sexualität ausdrückt. Sexualität ist ja nicht bloß ein biologisches Verhalten, welches in menschlichen Trieben wurzelt. Sie ist immer auch eine Reflexion — wenn auch schwach und verborgen — über unsere ganze Persönlichkeit. Wenn ein Berater Sexualität in ihren umfassenden Dimensionen versteht, dann wird er sehr vorsichtig sein, eine bestimmte Sexualpraktik als Allheilmittel gegen die Angst anzupreisen, als Therapie bei gestörten zwischenmenschlichen Beziehungen oder als Droge gegen innere Spannungen. In der letzten Zeit wurde die Sexualität häufig für solche Fälle angepriesen. So wird von allzu selbstsicheren psychologischen Vereinfachern z.B. gesagt, eine Hysterikerin sei dann geheilt, wenn sie einen Mann findet, der eine richtige Frau aus ihr macht. Andere verkünden, der Ausbruch aus der sexuellen Repression sei ein Zeichen der Reife und der persönlichen Freiheit. Andere wiederum betonen die Kultivierung der sexuellen Lust als wichtigen Bestandteil zwischenmenschlicher Beziehungen.

Viele Bücher, die solches anpreisen, wenden sich aber an Menschen, die mit tieferen seelischen Problemen zu ringen haben. Sexuelle Befreiung allein bedeutet noch nicht das innere Freiwerden eines Menschen. Es ist nicht Aufgabe eines Beraters, sich mit den Klienten in philosophische Diskussionen über die Rolle der sexuellen Lust im Leben einzulassen. Er soll den Klienten vielmehr helfen, ihre eigenen Konflikte und Spannungen, die das Sexualleben beeinträchtigen, zu erkennen. Viele Menschen haben Angst vor den sexuellen Erwartungen, die an sie gestellt werden; sie fürchten, sie könnten dem erwarteten Standard nicht genügen. Auch ist es nicht Aufgabe des Beraters, die menschliche Sexualität als eine politische Waffe anzupreisen. Es gibt heute genug Menschen, die sehr genau wissen, wie man die geheimen Nöte der Menschen, die sich in der Sexualität ausdrücken, manipulieren kann. Diese Manipulation trägt häufig zur Verwirrung der Menschen bei. Daher brauchen die meisten Klienten nicht so sehr Anweisungen oder Ratschläge, sondern sie brauchen vor allem einen Ort und eine Zeit, wo sie sich selbst entdecken können und wo sich ihr Selbstwertgefühl konsolidieren kann. Genau diese Atmosphäre kann ein nebenberuflicher Berater vermitteln. Die Klienten brauchen nicht eine Antwort auf jede einzelne Frage ihres Sexuallebens. Viel wichtiger ist es, daß sie sich als ganzheitliche Personen verstehen können, die auf der Suche sind nach der Wahrheit über sich selbst.

Auch relativ gesunde Menschen brauchen eine Atmosphäre, wo sie sich selbst besser verstehen können. Aber sie haben es nicht nötig, daß man ihnen moralische Vorschriften macht. Sie benötigen einen Raum, wo sie tief in ihre eigene Persönlichkeit hineinblicken und wo sie sich hinreichend sicher und geschützt fühlen können. Nebenberufliche Berater können hier eine wertvolle Hilfe geben, auch wenn sie nicht über alle sexuellen Probleme informiert sind. Denn man kann viel ausrichten, indem man den Klienten hilft, sich selber besser zu verstehen. Je mehr sie sich ihrer eigenen Identität bewußt werden, umso freier werden sie und umso mehr können sie die Masken ablegen, die für ihr sexuelles Leben nur Spannungen und Konflikte bringen. Je mehr sie mit sich selbst in Einklang kommen, desto harmonischer wird auch ihr Sexualleben sein.

Sexualität ist eine eigenartige Sprache; sie sagt mehr aus, als dies bloß biologisches Verhalten tut. Sie ist ein sehr konstantes und informatives menschliches Sprachrohr. Sie drückt nämlich das aus, was wir sind, sowohl unsere Stärken als auch unsere ungelösten Probleme. Auch wenn der Berater nicht für jede sexuelle Schwierigkeit sofort eine Antwort weiß, kann er doch den Klienten aufmerksam zuhören und wichtige Hinweise in ihrer Selbstdarstellung aufgreifen. Auch wenn er einen Klienten nur kurze Zeit sieht, vermag er schon in der Art und Weise, wie dieser über sich und seine Probleme spricht, viel von seiner Persönlichkeit zu erkennen. Wenn sich der Berater bewußt ist, daß sich in sexuellen Konflikten unbewußte Probleme eines Menschen ausdrücken, dann wird er Fehler vermeiden und den Klienten eine Hilfestellung geben können, damit sie ihre eigene Persönlichkeit besser verstehen lernen.

Auf welche Weise aber drückt sich diese eigenartige Sprache aus? Viele Menschen sind frustriert, denn ihre Sexualität bringt ihnen nicht automatisch das Glück oder die Erfüllung, die sie sich vorgestellt haben. Die meisten Klienten präsentieren uns einzelne Symptome ihrer Unzufriedenheit, die immer dann entsteht, wenn die Sexualität nicht in das gesamte Leben hinein integriert ist. Es ist nicht Aufgabe des Beraters, hier einen moralischen Standpunkt einzunehmen, etwa die Klienten von bestimmten Sexualpraktiken abzubringen. Sondern seine Aufgabe ist es, den Klienten verständlich zu machen, warum sie so handeln. Ein wirklich moralischer Standpunkt besteht darin, den Menschen ihre *inneren Motivationen* aufzudecken, warum sie so und nicht

anders handeln. Auf alle Fälle ist die Sexualität eine Sprache, die uns tiefer in unsere Persönlichkeit hineinführt.
Hingegen wäre ein künstlicher moralischer Standpunkt nichts anderes als psychologische Abwehr. Er würde uns davon abhalten, den tatsächlichen Konflikten ins Auge zu sehen. Häufig wird unser ganzes Selbstverständnis von irgendwelchen sexuellen Schwierigkeiten mitbetroffen. Viele Menschen benutzen ihre Sexualität, um ihr eigenes Selbstbild aufzubauen oder aufrechtzuerhalten. Meist ist die Sexualität nicht das eigentliche und tiefste Problem, sondern dahinter stehen andere psychische Probleme und Spannungen, die ausgekundschaftet werden müssen. Wer seine Sexualität zur Selbstverteidigung einsetzt, der verzögert aber die Lösung des inneren Konfliktes und gerät in persönliche Frustration. Es genügt aber auf keinen Fall, den Klienten ihr Problem bloß intellektuell klarzumachen. Denn sie können vielleicht allem, was ich hier schreibe, zustimmen, ohne jedoch in der Lage zu sein, mit ihren Problemen fertigzuwerden. Sie können ihre eigene sexuelle Sprache nicht verstehen. Deshalb benötigen sie einen Berater.
Häufig wird Sexualität für *nichtsexuelle Zwecke* eingesetzt; etwa um ein Geschäft zu machen, um Belohnung zu erhalten oder aus Angst vor Zurückweisung. Mit diesen Problemen haben auch solche Menschen zu tun, die an der Oberfläche ein sehr starkes Selbstbewußtsein zur Schau tragen. Sie setzen ihre Sexualität oftmals ein, um sich selbst zu versichern, daß sie tatsächlich geliebt werden. Aber in allen diesen Fällen wird die Sexualität nicht als Ausdruck sexueller Gefühle gebraucht, sondern um die lähmende Angst vor der Zurückweisung überwinden zu können. Das gilt im besonderen für heranwachsende Mädchen, die ein sehr starkes Verlangen danach haben, geliebt und begehrt zu sein. Folglich geben sie sich häufig einer promiskuitiven Sexualität hin. Sie haben meist keine große Freude damit, denn sie gewinnen dadurch nicht jene Beziehung, nach der sie sich sehnen. Das Problem besteht nun nicht bloß darin, sie von ihrem promiskuitiven Verhalten abzubringen, sondern der Berater muß ihnen helfen, ihr Bedürfnis nach Zuneigung besser verstehen zu können, und ihnen begreiflich machen, daß sie diese Zuneigung auf falsche Weise suchen. Eine Langzeitbehandlung muß sich auch damit befassen, wie die Sexualität für nichtsexuelle Ziele

und Zwecke eingesetzt wird. Wenn ein Berater mit diesem Problem vertraut ist, dann hilft er nicht nur den jungen Menschen, sondern er hilft auch ihren Familien und anderen betroffenen Personen, diese Jugendlichen wirklich zu verstehen. Wenn man um diese Dinge Bescheid weiß, dann wird man den jungen Menschen eine Hilfestellung geben können, damit sie das bekommen, was sie wirklich suchen. Und es wird ihnen viel Frustration erspart bleiben.

Der Psychologe Judd Marmor hat in einer Untersuchung festgestellt, daß Sexualität häufig als Mittel gegen Einsamkeit eingesetzt wird. Dahinter steht nicht so sehr die Angst vor der Zurückweisung, als vielmehr die Angst vor Isolation und vor einem Außenseiterdasein, davor, daß eine Beziehung zu Ende geht. Viele Menschen sehen in der Sexualität ein Heilmittel gegen Einsamkeit, aber meist können sie dadurch ihrer emotionalen Isolierung nicht entgehen. Die herkömmlichen Moralprediger mißverstehen diese Dinge, denn sie haben zumeist keine Ahnung, zu welchem Zweck die Menschen ihre Sexualität einsetzen. Sie verurteilen die sexuelle Promiskuität, sie brandmarken sie als „böse" und „schändlich", aber sie sind meist nicht fähig zu verstehen, wie emotional ausgehungerte und enttäuschte Menschen ihre Sexualität tatsächlich benutzen. Sie können sich in die psychodynamischen Prozesse der Menschen überhaupt nicht hineindenken.

Alle diese Moralisten würden viel mehr Erfolg haben, wenn sie die komplexen Elemente einer solchen Situation näher untersuchen würden. Dann würden sie nämlich erkennen, wie falsch die Menschen oft ihre Sexualität auf der Suche nach einem glücklicheren Leben einsetzen. Eine *moralische Erziehung* besteht nicht bloß darin, das Sexualverhalten der Menschen zu kontrollieren. Vielmehr muß man ihnen helfen, den nichtsexuellen Gebrauch der Sexualität zu verstehen. Kein Berater, der zugleich mit Sexualerziehung zu tun hat, wird diesen wichtigen Punkt außer acht lassen können. Viele Menschen lassen sich in ihrem Leben täuschen, und sie werden dann vielfach verletzt, denn niemand hat ihnen eine bessere Perspektive ihres Lebens aufgezeigt. Sie wissen nicht, wie sie ihre Einsamkeit überwinden können. Denn als Sexualpartner können sich zwei Menschen trotz ihrer körperlichen Intimität emotional fremd bleiben. Sexuelle Aktivität kann zwar im Moment befriedigend sein, aber das ist nicht ausreichend, um sich gegen Einsamkeit und Isolation zu schützen. Wie ich bereits sagte, suchen vor allem Jugendliche nach einer dauerhaften Beziehung und setzen zu diesem Zweck ihre Sexualität ein.

Sexualität kann menschliche Beziehungen auch stören, nicht nur bereichern. Wenn sie zu früh schon eine freundschaftliche Beziehung beherrscht, dann kann es sein, daß zwei Menschen zu keiner tieferen emotionalen Beziehung finden. Sie bleiben sich dann irgendwie fremd, ohne sich in ihrer Gefühlswelt tatsächlich näherzukommen. Judd Marmor zeigt auch, wie Sexualität eingesetzt wird, um ein Minderwertigkeitsgefühl zu überdecken. Mit diesem Problem schlagen sich vor allem junge Männer herum. Auch die Emanzipation der letzten Jahre hat daran nicht viel geändert. Es sind heute die Erwartungen größer geworden, etwa durch die Emanzipationsbewegung der Frauen oder durch verschiedene Spekulationen über die männliche Sexualität. So setzen viele Männer ihre Sexualität dazu ein, um sich ihrer Männlichkeit zu vergewissern. Aber das ist eine Form der Selbstverteidigung, mit der sie ihr Selbstvertrauen und den Glauben an die eigenen menschlichen Fähigkeiten kaum verstärken können. Sie identifizieren sich dann mit einer Erobererrolle. Die Gestalt des *Don Juan,* der von einer Frau zur anderen fliegt, aber dann das Interesse an ihr verliert, wenn er sie erobert hat, tritt in vielen Perioden der Geschichte auf. Auf diese Weise muß er sich seiner Männlichkeit vergewissern. Ohne Zweifel sind heute die Erwartungen an die männliche Sexualität größer geworden, und deshalb sind auch die Sexualängste stark angestiegen.

Männer, die sich ihrer eigenen Männlichkeit nicht besonders sicher sind, investieren sehr viel, um sexuell leistungsfähig zu sein. Viele Psychologen sind der Ansicht, daß diese subtile Angst und diese Selbstzweifel die Ursache sind für die Klagen vieler Männer über sekundäre Impotenz, frühzeitige Ejakulation oder Gefühlskälte ihrer Partner. Wenn nun ein Mann in diesem selbstauferlegten Test versagt, dann wird seine Angst nur noch größer. Er gerät in eine ausweglose Sackgasse: sein mangelndes Selbstbewußtsein und sein sexuelles Versagen bedingen sich gegenseitig. Solche Menschen bleiben in sich gefangen. Sie

versuchen ihre narzißtischen Bedürfnisse in einer Art Selbstverteidigung auszuleben. Unsere Kultur betont heute die männliche sexuelle Leistungsfähigkeit übermäßig stark, obwohl wir aus der Forschung einhellig wissen, daß sie mit einer reifen Männlichkeit und mit sexueller Erfüllung nur sehr wenig zu tun hat. Auf jeden Fall leiden viele Männer ihr ganzes Leben lang unter diesen Problemen.
Das mag ein Grund dafür sein, warum sie sich häufig unreife Mädchen zu Sexualpartnern wählen. Denn wenn sie naive Partnerinnen finden, dann können sie sich wenigstens vorübergehend ihrer sexuellen Fähigkeiten vergewissern. Sie müssen also andere Menschen manipulieren, um ihr Selbstbild aufrechterhalten zu können. Dazu gehört ein hohes Maß an narzißtischen Impulsen, damit sie in der Lage sind, die Rechte anderer Menschen derart auszunützen und diese zu Objekten zu machen, an denen sie ihre nichtsexuellen Bedürfnisse befriedigen können. Hier liegt das Grundproblem einfach in der persönlichen Unreife dieser Menschen.
Ihre Schwierigkeit liegt also nicht im Sexualverhalten, sondern viel tiefer. Wir können ihnen nicht helfen, wenn wir bloß versuchen, ihr äußeres Verhalten zu ändern. Sie müssen vielmehr mit einigen Grundproblemen ihrer Persönlichkeit konfrontiert werden. Solchen Menschen fällt es gewöhnlich sehr schwer, direkt über ihre Probleme zu sprechen, denn dadurch drücken sie ja jene Angst aus, die sie überwinden wollen. Ihre äußere Erscheinung und ihr Auftreten ist ihnen sehr wichtig. Der Berater muß mit ihnen sehr vorsichtig umgehen, damit sie sich in ihrer Männlichkeit nicht verletzt fühlen.
Sexualität kann auch eingesetzt werden, um über andere Menschen *Macht* auszuüben. Manche Menschen haben ein starkes Bedürfnis, ihre Überlegenheit anderen gegenüber zu zeigen. Das drücken sie auch in ihrer Sexualität aus. Ihnen geht es nicht um Zärtlichkeit und emotionale Zuwendung, sondern um ein unbewußtes Streben nach Macht und Herrschaft. Auch solche Probleme haben mit tieferen inneren Konflikten zu tun, die genau beobachtet werden müssen. Auch hier ist der Berater genötigt, sich intensiv mit der Personstruktur solcher Menschen zu befassen.
Damit verwandt ist ein Persönlichkeitstyp, der durch seine

Sexualität offene *Feindseligkeit* und *Kampfeslust* gegenüber dem anderen Geschlecht ausdrückt. Er benutzt seine Sexualität, um sowohl seinen Partner als auch sich selbst zu bestrafen. Auch hier können die tieferen Ursachen für ein solches Verhalten sehr kompliziert sein.

Erstaunlicherweise ist unsere moderne Gesellschaft sehr tolerant geworden gegenüber einem solchen Sexualverhalten, das offensichtliche Feindschaft ausdrückt. Viele Menschen sind von *sado-masochistischen Formen* der Sexualität fasziniert, sie sehen darin ihre eigenen Ängste und Schwierigkeiten ausgedrückt. So finden wir gerade in der modernen Unterhaltungsbranche eine enge Verbindung von Erotik und Gewalt, z. B. die harte Welle von „Sex and Crime“. Vor allem junge Menschen entwickeln lebhafte sado-masochistische Phantasien, um sich gegenseitig zu erregen. Offensichtlich handelt es sich dabei um eine verzerrte Form der Sexualität, die mit ungelösten Persönlichkeitsproblemen zu tun hat. Aber diese Form der Sexualität ist zunächst nicht moralisch zu beurteilen, sondern sie ist ein deutliches Zeichen für ungelöste menschliche Probleme. Ein Berater muß sorgfältig darauf achten, welche inneren Konflikte durch eine feindselige Sexualität ausgedrückt werden können.

Es ist heutzutage fast unmodern geworden, die Qualität der sexuellen Beziehungen zwischen Erwachsenen zu prüfen. Aber wir können gerade aus der Art und Weise, wie wir unsere Sexualität realisieren, viel ablesen über die Grundkonflikte, die in unserer heutigen Gesellschaft gegeben sind. Wir benötigen da keinen moralischen Kreuzzug, sondern wir brauchen eine gute psychologische Betreuung, wozu alle Erziehungsinstitutionen und folglich auch die Kirchen einen wichtigen Beitrag leisten könnten. Es ist offensichtlich, daß man den rechten Gebrauch der menschlichen Sexualität nicht einfach isoliert von der Persönlichkeit lehren kann. In dieser Isolierung läßt sich ja auch keine Moraltheologie vermitteln. Wir können die Persönlichkeit eines Menschen besser verstehen, wenn wir darauf achten, auf welche Weise einer seine Sexualität gebraucht. Jeder Berater trägt eine gewisse Verantwortung für eine positive Sexualerziehung, und er wird alle jene Institutionen unterstützen, deren Ziel es ist, die Menschen als sexuelle Wesen zu voller Entfaltung zu führen. Auch wenn wir nur einen bescheidenen Beitrag leisten können, um die zwischenmenschlichen Beziehungen in jeder Generation ein klein wenig reifer werden zu lassen, so tragen wir dadurch doch viel dazu bei, die anstehenden psychologischen Probleme zu lösen. Dies aber ist ein langer und schwieriger Prozeß. Hier müssen viele Berufszweige in einer ähnlichen Richtung zusammenarbeiten, nämlich Psychologen, Erzieher, Ärzte und Seelsorger.

Wir müssen heute klar sehen, daß die *Verzerrungen* der menschlichen Sexualität weit verbreitet sind. Das tritt nicht immer offen zutage. Viele Menschen benützen ihre Sexualität für nichtsexuelle Zwecke, ohne sich dessen bewußt zu sein. Die meisten von uns erleben Phantasien, die für sie erschreckend oder verwirrend sind. Unsere erotische Phantasie führt uns in Welten, über die wir normalerweise beschämt sein würden. Die Probleme entstehen meist erst dann, wenn solche Phantasien tatsächlich realisiert werden, denn dann erleben wir die frustrierenden und destruktiven Folgen verzerrter Sexualität. Ich denke, es sind vor allem zwei Bereiche, denen sich der nebenberufliche Berater widmen sollte: Zuerst muß er ein Gespür dafür bekommen, was in der menschlichen Sexualität gesund oder ungesund ist. Die meisten Menschen haben die Fähigkeit, dies sehr genau zu unterscheiden, und zwar auch in einer Zeit, in der moralische Normen weithin ignoriert werden. Wenn die Sexualität Teil einer Beziehung ist, die von Liebe und Zuneigung zwischen Menschen geprägt ist, dann festigt sie die menschliche Persönlichkeit. Wenn aber in der Sexualität Schuld, Haß oder Feindseligkeit ausgedrückt werden, dann haben wir es offensichtlich mit einer Hemmung der personalen Entwicklung zu tun. Judd Marmor hat betont, daß gesunde Sexualität die erotische Lust im Kontext von Zärtlichkeit und Zuneigung sucht. *Pathologische Sexualität* erwächst aus nichtsexuellen Ursachen und Spannungen und sucht die Stärkung des eigenen Selbstbildes. In einer gesunden Sexualität ist Lust ein Geben und ein Nehmen, keiner der Partner wird diskriminiert. Bei einer neurotischen Sexualität wird immer ein Partner ausgenützt.

Man muß nicht unbedingt einen rigorosen oder autoritären Standpunkt einnehmen, um zu sehen, daß hier entscheidende Unterschiede in der menschlichen Sexualität liegen und daß sie die tieferen Personstrukturen auszudrücken vermag. Das Wichtigste, was Berater tun können, ist, daß sie den Klienten ein tieferes Verständnis ihrer Sexualität anbieten, damit sie ihre Sexualität als Quelle des persönlichen Reifens und Wachsens erleben können. Gerade nebenberufliche Berater können hier einen wertvollen Beitrag leisten, um die menschlichen Beziehungen positiv zu formen und zu gestalten. Sie sollten alle jene Bestrebungen unterstützen, die heute die Institution der Familie stärken und den Jugendlichen eine sinnvolle Wertordnung für ihr Leben vermitteln wollen. Gewiß haben auch alle diese Institutionen ihre Grenzen. Trotzdem glaube ich, daß Berater mit solchen Institutionen zusammenarbeiten sollten, etwa mit der *Encounter-Bewegung* oder mit sog. *Selbsterfahrungsgruppen;* denn es geht einfach darum, menschliche Werte in einer reifen Weise zu vermitteln. Wir können nicht auf perfekte Organisationen warten, sondern wir müssen uns *jetzt* dafür einsetzen, unsere zwischenmenschlichen Beziehungen in der Gesellschaft zu vertiefen und zu verbessern. Als Berater dürfen wir uns den großen Erfolg nicht schon in kurzer Zeit erwarten; vielmehr sind es kleine Dinge, die wir tun können. So können wir die Unzufriedenheit und die Ängstlichkeit vieler Menschen mindern, wenn wir ihnen helfen, die wahre Natur ihrer Probleme besser zu verstehen. Es ist schon viel, wenn wir ihnen zeigen können, wo ihre Fehler liegen und wie sie mit ihren soviel Leid verursachenden Schwierigkeiten besser zurechtkommen können.

3. ALLGEMEINE PROBLEME

Mit welchen sexuellen Problemen kommen die Leute gewöhnlich zum Arzt, zum Berater oder auch zum Seelsorger? Es ist gut, wenn ein Berater vorher ungefähr weiß, mit welchen Schwierigkeiten er konfrontiert werden kann. Er benötigt einfach hinreichende Information darüber, welche psychische Dynamik in einem Menschen wirksam sein kann. Gewisse Problemsituationen können also vorweggenommen werden, damit wir sie in der Beratung treffsicher behandeln können.

Auch in unserer liberalen und aufgeklärten Zeit bringen die meisten Menschen ihre sexuellen Probleme nur auf *indirekte Weise* vor. Sie sagen vielleicht, ein „Freund" von ihnen hätte ein gewisses Problem, über das sie sprechen möchten. Und sie drücken sich dann meist nur sehr vage und in Andeutungen aus. Vielleicht klagen sie über irgendwelche körperlichen oder seelischen Schwierigkeiten; aber sie deuten diese Probleme im Gespräch meist nur an. Es ist eben für die meisten Menschen schwierig, direkt über die eigenen sexuellen Probleme zu sprechen. Untersuchungen haben gezeigt, daß viele Menschen eher ein Verbrechen zugeben würden, als daß sie über ihr eigenes sexuelles Versagen oder ihre Abnormität auf diesem Gebiet sprechen. Hier muß der Berater wissen, daß er diese spezifischen Schwierigkeiten zunächst überhören sollte, um die ganze Personstruktur seines Klienten besser in den Blick zu bekommen.

Gewiß wird der Berater dabei die mögliche Konfliktsituation klar sehen, und er wird auch erkennen, daß es sich um einen sexuellen Konflikt handelt, aber er wird den Klienten nicht sofort damit konfrontieren. Meistens zögern die Klienten, über sexuelle Schwierigkeiten zu sprechen, denn diese bedrohen ihr gesamtes Selbstbild. Ein Berater darf sich nicht schockiert zeigen; er darf es dem Klienten nicht noch schwerer machen, über diese Dinge zu sprechen. Sicher wird er sich dabei selber fragen, auf welches tiefere Problem die dargebotenen Symptome hinweisen. Das kann zum Beispiel ein körperliches Symptom sein, das auf ein beständiges und ungelöstes Problem in einer ehelichen Beziehung hindeutet. In einer Ehe gibt es praktisch keine sexuellen Probleme, die nur von einem Partner allein erlebt werden. Die meisten Menschen drücken ihre Schwierigkeiten in symbolischer Weise aus, denn sie können deren unbewußte Wurzeln nicht verstehen, und sie haben Angst, zu nahe an diese Bereiche heranzukommen. Wenn jemand über körperliche Symptome klagt, dann kann das auch ein Hinweis sein auf einen seelischen Konflikt im Zusammenhang mit der Sexualität. Vielen Klienten fällt es auch schwer, ihre moralischen Maßstäbe und Werte verbal auszudrücken. Sie haben wohl das Gefühl, daß ihr Sexualverhalten verkehrt ist oder „sündhaft", zumindest anders als das der anderen Menschen. Aber solche Gefühle können sie in der Beratung nur schwer ausdrücken.

Wenn der Klient bei solchen vagen Andeutungen bleibt, dann hat der Berater einen ersten Schlüssel dafür, worin die eigentlichen Schwierigkeiten liegen könnten. Manchmal bekommt er beim ersten Gespräch schon sehr deutliche Hinweise auf das Problem. Dies ist zum Beispiel dann der Fall, wenn sich ein Klient aufreizend verführerisch gibt, wenn er also einen sexuellen Konflikt ausdrückt, den der Berater einfach nicht übersehen kann. Auf dieses Beispiel werde ich in einem späteren Kapitel noch eigens zu sprechen kommen. Der Berater muß jedenfalls solche Signale verstehen, um richtig darauf zu reagieren.

Es ist auf alle Fälle schlecht, wenn ein Berater so tut, als habe er ein Problem bereits erkannt, obwohl er es noch längst nicht verstanden hat. Wenn der Klient sagt: „Gut, nun wissen Sie ja, wie es steht", und wir darauf antworten, ohne uns über die Problemsituation im klaren zu sein, dann sind wir dem Klienten in die Falle gegangen, aus der wir sehr schwer einen Ausweg finden. Das soll aber nicht heißen, daß wir allzu direkte oder peinliche Fragen auf dem Gebiet der Sexualität stellen sollten. Viele Psychologen sind der Ansicht, daß die Technik der direkten Konfrontation bei sexuellen Problemen sehr zweischneidig ist und zu verzerrten Informationen führen kann. Denn dann beginnen die Leute, sich selbst zu verteidigen und ihr Selbstbild in Schutz zu nehmen. Mir scheint es viel besser zu sein, die Dinge sich langsam entwickeln zu lassen. Sexuelle Probleme werden sehr klar, wenn wir genügend Geduld und Einfühlungsvermögen für den Klienten aufbringen. Ein Berater sollte auf sexuelle Probleme nicht sofort mit seiner medizinischen, moralischen oder wissenschaftlichen Information antworten. Die Versuchung mag groß sein, auf komplexe Problemfelder einfache Antworten zu geben. Dies besonders dann, wenn der Berater unter Zeitnot leidet und mit der Beratung so schnell wie möglich zu Ende kommen möchte. Denn gewiß beinhaltet jedes sexuelle Problem auch medizinische, moralische und andere wissenschaftliche Aspekte. Aber zunächst ist es einmal ein *menschliches* Problem, und der Klient benötigt eine verantwortungsbewußte menschliche Antwort.

Mit welchen Fragen kommen also die Klienten in die Beratung? Häufig schließen sie ihre Darlegung mit der Frage: „Bin ich *noch normal?*" Diese Frage höre ich sehr häufig von Männern und Frauen, wenn sie sich über ihre sexuellen Probleme Sorgen machen. Sie haben einfach Angst, daß sie sich von den meisten anderen Menschen diesbezüglich unterscheiden. Gewiß hat diese Angst mit ihrer eigenen Identität zu tun. Wenn es aber gelingt, solche Selbstzweifel zu überwinden, dann ist den Menschen sehr viel geholfen.

Andere Fragen beziehen sich häufig auf äußere Merkmale des eigenen Körpers. Die Leute fragen sich, ob ihre Sexualorgane groß genug sind; sie machen sich Sorgen, daß sie zu klein sein könnten. Oder sie fragen sich, ob sie erotisch attraktiv genug sind, ob sie den heutigen Standards wohl entsprechen. Auch wenn die wissenschaftliche Forschung längst gezeigt hat, daß es bei einer gesunden Sexualität nicht auf die Größe der Sexualorgane ankommt, so ist diese Angst heute doch sehr weit verbreitet. So sorgen sich viele Männer um die Größe ihres Penis. Oder Frauen stellen sich die Frage, ob ihre Brüste oder Schamlippen wohl groß genug sind. Hier sind in unserer Kultur gewisse Standards entwickelt worden, die völlig unrealistisch sind und vielen Menschen nur unnötige Schwierigkeiten bereiten.

Da ist es nun wichtig, daß der Berater exakte wissenschaftliche Informationen zur Hand hat. Aber noch wichtiger ist es, daß er die Gründe zu erkennen vermag, warum ein Klient sich solche Sorgen macht. Denn darin drückt sich doch ein allgemeines Gefühl des Ungenügens und der Unfähigkeit aus. Daher soll der Berater sehr einfühlsam den Dingen nachgehen, um hier eine

Hilfe geben zu können. Es genügt auch hier nicht, diese Ängste zu verharmlosen oder abzuschwächen. Sie sind nun einmal real gegeben. Es gibt ganz konkrete Gründe dafür. Wenn ein Mann sich also Sorgen macht, ob er wohl „männlich" genug sei, dann benötigt er hier keine beschwichtigenden Reden und keine moralische Aufmunterung, sondern er braucht einen Berater, der ihm auf verständnisvolle Weise helfen kann, die Ursachen für diese Selbstzweifel zu entdecken. Es ist von entscheidender Bedeutung, daß sich der Berater in den Klienten einfühlen kann. Es geht um die Frage: Wo liegen die Wurzeln dieser Ängste? Denn nur wenn wir diese Wurzeln aufdecken, werden die Klienten mit ihrem Problem fertigwerden können.

Viele Männer kommen in die Beratung mit der Sorge, daß sie ihre Frau sexuell nicht befriedigen könnten. Dieses Problem wird in unserer Kultur heute dadurch noch verstärkt, daß auf die männliche Potenz so viel Gewicht gelegt wird. Es wird von einem Mann erwartet, daß er eine Frau jederzeit zu einem Orgasmus führen kann. Das ist eine der Stereotypen, die uns von der „sexuellen Revolution" erhalten geblieben sind. Meiner Meinung nach ist das eine Tyrannei, die viele Männer verängstigt und sie glauben macht, sie würden den gesellschaftlichen Standards hinsichtlich des sexuellen Lebens nicht entsprechen. Wenn ein Mann sich mit diesem Problem herumschlägt, dann hat er offensichtlich Schwierigkeiten mit seinem Selbstbild und seinem Selbstvertrauen. Hier muß der Berater ansetzen und die Ursachen dafür erkunden.

Frauen klagen in der Beratung häufig, daß sie Angst haben, sie könnten in der sexuellen Begegnung die Kontrolle über sich selbst verlieren. Was würde denn geschehen, wenn sie sich selbst gehen ließen? Würden sie von dieser Erfahrung, die in unserer heutigen Kultur so sehr mystifiziert wird, überwältigt werden? Viele Menschen stellen sich die Frage, ob sie ihren sexuellen Gefühlen trauen können, ob diese Gefühle für ihr seelisches Gleichgewicht nicht vielleicht bedrohlich sein könnten. Auch hier fragen sich die Klienten also, ob sie dem Vergleich mit anderen Menschen standhalten können oder ob sie sich von ihnen unterscheiden.

Wie ich bereits sagte, ist eine *sachliche Information* in Verbindung mit viel Einfühlungsvermögen und Verständnisbereitschaft notwendig. Es ist erstaunlich, wie wenig gerade junge Menschen über die Erfahrung der menschlichen Sexualität wissen. Die Sexualforscherin Virginia Johnson hat vor wenigen Jahren geschrieben: „Trotz der zunehmenden Freizügigkeit bezüglich der Sexualität hat das Wissen über Sexualität kaum zugenommen. Unsere Gesellschaft lebt weiterhin in Illusionen.“ Ihr Kollege William Masters hat hinzugefügt: „Die Hauptursache für sexuelle Probleme liegt in Fehlinformationen, Mißverständnissen und Tabus.“ Das bedeutet, daß ein Berater genügend abgesicherte Information besitzen muß bezüglich der Fragen, die sich ihm stellen können. Mit Vermutungen kommt er hier nicht weiter. Das heißt also, daß er viel lesen muß und daß er sich mit den wichtigsten Forschungsergebnissen über die menschliche Sexualität eingehend vertraut machen soll.

Gewöhnlich tun dies Berater auch, und sie sind darauf vorbereitet, wenn Klienten mit solchen Fragen zu ihnen kommen. Auch wenn unsere moderne Gesellschaft manchmal wie von Sexualität besessen erscheint, so besitzt sie doch bei weitem nicht ausreichende Informationen darüber. Das hängt vielleicht damit zusammen, daß viele unbewußte emotionale Blockaden dieses Wissen verhindern. Der Berater muß damit rechnen, daß es nicht einfach ist, diese Information zu vermitteln. Nicht alle Menschen sind in gleicher Weise lernbereit.

Vor allem junge Menschen kommen häufig, weil sie einen Rat bezüglich *Empfängnisverhütung* suchen. Hier muß der Berater herausfinden, was sie mit ihrer Frage tatsächlich bezwecken. Wenn ein junges Mädchen mit dieser Frage zum Arzt kommt, dann möchte sie offensichtlich etwas anderes, als wenn sie damit zum Seelsorger geht. Es ist für den Arzt ziemlich einfach, ein Verhütungsmittel zu verschreiben. Aber er wird vielleicht spüren, daß die jungen Menschen auch andere Fragen beantwortet wissen wollen, die damit zusammenhängen. Wenn ein Priester mit einer solchen Frage konfrontiert wird, dann erwartet man von ihm zumeist eine Antwort, welche die moralischen Aspekte berücksichtigt.

Viele Berater geben sich normalerweise damit zufrieden, irgendwelche praktischen Anweisungen über die im gegebenen Fall beste Methode der Empfängnisverhütung zu geben. Aber das zeugt von einer verengten Fragestellung, denn es klingen dabei immer auch noch andere Fragen mit. Wenn sich junge Menschen an einen Berater, einen Arzt, einen Lehrer oder eine andere Autoritätsperson wenden, dann wollen sie nicht bloß eine Information über Empfängnisverhütung, sondern sie wollen zumeist gleichzeitig auch eine Erlaubnis und eine Zustimmung dafür. Der Berater wird also in einen *Entscheidungsprozeß* mit hineingezogen; er muß sich dessen bewußt sein. Er muß hier also sehr sorgfältig hinhören.

Hier ist es wichtig, daß er mit den Klienten zusammen erkundet, was diese wirklich bei ihren sexuellen Erfahrungen fühlen. Junge Menschen haben vielerlei Zweifel bezüglich ihrer Sexualität, aber zumeist verdrängen sie diese Zweifel aus Angst, sich vor den Altersgenossen zu blamieren. So folgen sie einfach dem Trend, daß man ein sexuelles Abenteuer niemals auslassen sollte, wenn ein Partner dazu bereit ist. Sie fügen sich dieser Norm, aber sie erleben dabei manche Konflikte. Deshalb suchen sie nach jemandem, der ihnen hilft, diese Schwierigkeiten zu lösen. Viele von ihnen geraten in einen Konflikt mit ihrem Wertsystem oder ihrer religiösen Überzeugung. Dies ist häufig der Grund, warum junge Menschen mit dieser Frage gerade zu einem Priester kommen.

Manche aufgeklärten Seelsorger sind der Meinung, solche Probleme seien altmodisch. Aber ein einfühlsamer Berater muß hier einfach zur Kenntnis nehmen, daß diese Probleme existieren; und er muß mit den jungen Menschen erkunden, woher diese Fragen stammen und was sie für ihr Leben bedeuten. Häufig kommen junge Menschen zum Seelsorger, weil sie sich von ihm eine Formung ihres Gewissens erwarten. Sie suchen nach jemandem, der ihnen andere Argumente an die Hand gibt, als sie sie von ihren Altersgenossen hören. Wenn ein Berater dieses Anliegen nicht heraushören kann, dann hat er wahrscheinlich einen schweren Fehler gemacht.

Häufig begegnen in der Beratung auch Konflikte, die mit der Frage von Abhängigkeit und Unabhängigkeit zu tun haben. Junge Menschen flüchten sich oft schon frühzeitig in sexuelle Beziehungen, um damit ihre Unabhängigkeit von den Eltern und ihrem kulturellen Hintergrund unter Beweis zu stellen. Auch hier muß der Berater klar herausarbeiten, was die Jugendlichen mit ihrem Verhalten ausdrücken wollen. Ein deutlicher Hinweis auf einen Abhängigkeitskonflikt ist dann gegeben, wenn die Jugendlichen den Berater in ihren Entscheidungsprozeß hineinziehen wollen. Der Berater muß also zuerst diesen Abhängigkeitskonflikt behandeln, ehe er sich auf Fragen der Geburtenkontrolle und der vorehelichen Sexualität einläßt.

Ein Grundproblem, das über die sexuelle Dimension weit hinausgeht, ist die Frage nach der *persönlichen Identität* des Menschen. Dieses Problem ist gerade für Jugendliche sehr akut. Es ist ein sehr schwieriger Prozeß, wenn jemand lernt, von seiner eigenen Familie unabhängig zu werden und eine neue Basis für Beziehungen zu Gleichaltrigen aufzubauen. Auf der einen Seite wollen die jungen Menschen unabhängig sein; gleichzeitig aber spüren sie in sich den starken Wunsch, von jemandem abhängig zu sein. Selten sind ihnen diese einander widerstrebenden Gefühle voll bewußt.

Heranwachsende Menschen müssen ständig um eine gesunde Unabhängigkeit ringen, oder sie werden in schwere innere Konflikte verstrickt. Meist bleiben die Wurzeln und Ursachen dieser Konflikte unbewußt. Ein Beispiel dafür ist die obsessive Persönlichkeit, die im psychologischen Dilemma zwischen Rebellion und Konformität gefangen bleibt. Solche Abhängigkeitskonflikte sind sehr zahlreich; wir sollen daher nicht überrascht sein, wenn sie hinter vielen sexuellen Problemen zu entdecken sind. Auch das ist ein Grund, daß wir genau hinhören, was in einem Menschen vorgeht.

Relativ konfliktfreie Menschen sind im allgemeinen in der Lage, dieses Dilemma zwischen Abhängigkeit und Unabhängigkeit zu lösen. Reife Sexualität fordert von den Menschen, daß sie sich auf der einen Seite ganz gehen lassen können, dabei aber auch fähig bleiben, sich in gesunder Weise an einen Partner zu binden. Menschen, die sich nicht gehen lassen können, bleibt die beglückende Erfahrung der Sexualität weitgehend verschlossen. Dieser Grundkonflikt kann ihr Leben schwer belasten. Häufig drücken junge Menschen schon dadurch einen Abhängigkeitskonflikt aus, daß sie sich mit ihren Problemen an eine Autoritätsperson wenden. Wenn sie dann von ihr auch noch die Bestätigung für ihr Verhalten erreichen wollen, dann ist dieser Konflikt offensichtlich, und der Berater muß sich damit beschäftigen.

4. UNSERE GEFÜHLE ÜBER SEXUALITÄT

Wir müssen unterscheiden zwischen *Gefühlen über Sexualität* und *sexuellen Gefühlen.* Die ersteren, von denen wir hier sprechen wollen, beziehen sich auf unsere inneren Einstellungen — manche davon sind uns gar nicht bewußt — gegenüber der Erfahrung von Sexualität. Diese Gefühle sind häufig Thema der Beratung. Manche Menschen kümmern sich mehr um ihre Gefühle bezüglich der Sexualität als um die sexuelle Erfahrung selbst. Diese Gefühle können durch Phantasie oder Tagträume ausgelöst werden. Sie haben eine lange Geschichte und beziehen sich auf sehr wichtige Aspekte des Selbstverständnisses eines Menschen. Viele Menschen können diese Gefühle über Sexualität nicht verstehen, und es fällt ihnen schwer, darüber zu sprechen. Es erscheint ihnen peinlich, diese Gefühle auszudrücken. Meist tun sie es dann in einer versteckten oder defensiven Weise.

Es ist klar, daß man sehr verschiedene Gefühle über Sexualität haben kann. Eines dieser Gefühle ist das *Schuldgefühl.* Solche Schuldgefühle sind in unserer Kultur sehr tief verwurzelt, sie hängen mit strengen Moralnormen und religiösen Prinzipien zusammen. Meistens haben diese Schuldgefühle im Zusammenhang mit der Sexualität mit dem Selbstbild eines Menschen zu tun. Die Sexualität ist nur ein Bereich, wo sie sich schuldig fühlen. Sie können sich auch über verschiedene andere Aspekte ihrer Persönlichkeit schuldig fühlen. Auch hier geht es also um tieferliegende Fragen des Selbstbewußtseins, mit denen sich der Berater beschäftigen muß.

Aber man muß dabei bedenken, daß nicht alle Schuldgefühle neurotischer Art sind. Es ist durchaus möglich, daß Menschen echte Schuldgefühle wegen ihres Verhaltens auf dem Gebiet der Sexualität oder in anderen Bereichen haben. Anlaß für Schuldgefühle können z. B. zwischenmenschliche Beziehungen sein, in denen Sexualität eine Rolle spielte. Aber eine solche Beziehung ist nicht ausschließlich sexueller Natur, sondern es sind viele

andere Werte und Umstände darin verwoben. Dazu gehört etwa die Grundeinstellung eines Menschen zu anderen Personen, ob jemand selbstsüchtig auftritt oder ob er anderen Menschen in einer freien und respektvollen Weise begegnen kann. Auch diese Einstellung und das damit zusammenhängende Verhalten hängen von religiösen Überzeugungen und von Wertsystemen ab. Sie haben Einfluß auf das Selbstbild eines Menschen. So gibt es Klienten, die sich schuldig fühlen, weil sie einen anderen Menschen verführt haben. Aber ihr Schuldgefühl bezieht sich nicht nur auf die sexuelle Verführung, sondern auch auf andere Bereiche des Lebens. Wenn sich der Berater jetzt nur auf die Sexualität beschränken würde, dann würde er andere wichtige Aspekte dieser Person außer acht lassen. Wir können also solche Schuldgefühle nur im Kontext der ganzen Persönlichkeit wirksam behandeln.
Moralische Schuldgefühle im Zusammenhang mit Sexualität dürfen keinesfalls ignoriert werden, denn sie haben schwerwiegende Konsequenzen für das Leben der Betroffenen. Aber hier hilft das Besänftigen oder das gute Zureden nichts, um solche Gefühle loszuwerden. Der Berater kann dem Klienten nicht einfach sagen, er solle seine Gefühle vergessen oder sich darüber keine Sorgen machen. Man kann einem Menschen seine Gefühle niemals ausreden! Unsere Gefühle über Sexualität hängen auch mit unserer ganzen Erziehung und der gesellschaftlichen Bewertung zusammen. Andere wiederum stammen von inneren Konflikten, die wir nicht bewältigt haben; von traumatischen Erlebnissen, von existentiellen Erfahrungen, die wir oft gar nicht genau benennen können. Häufig kommen die Klienten ganz beiläufig auf diese Dinge zu sprechen. Der Berater muß hier sehr einfühlsam reagieren können, damit er spürt, was ein Mensch über seine sexuellen Erfahrungen fühlt. Er muß diese Gefühle voll respektieren, so daß es dem Klienten möglich wird, sich selber besser zu verstehen.
Manche Klienten zeigen sich in der Beratung schockiert von der offenen Diskussion über Sexualität in unserer modernen Gesellschaft. Sie spüren die enormen Erwartungen, die wir heute an das Sexualleben stellen. Viele fühlen sich unsicher und verängstigt, und diese Ängste werden noch verstärkt durch die Massenmedien, vor allem durch die „Regenbogenpresse“ und bestimmte

Fernsehsendungen. Es gibt Leute, die meinen, die sexuelle Erfahrung sei das einzige Zeichen einer gesunden Männlichkeit oder Weiblichkeit. Hier werden viele Erwartungen derart übertrieben, daß auch hinreichend normale Menschen in Schwierigkeiten kommen, da sie diesen übertriebenen Erwartungen nicht genügen können. Viele Zeitgenossen haben daher das Gefühl, daß sie irgendwie zu kurz kommen oder etwas versäumen, daß sie etwas über die Sexualität noch nicht kapiert haben, was alle ihre Nachbarn längst wissen.

Solche Menschen sind sehr froh, wenn sie z. B. in einer Diskussion feststellen, daß auch die meisten anderen Menschen nicht ununterbrochen an Sex denken. Hier kann ein Berater viel helfen, wenn er in ruhiger und humorvoller Weise die Dinge in das rechte Licht zu rücken vermag. Die meisten Menschen fühlen sich dann richtig befreit, es fällt eine große Last von ihnen ab, die ihnen durch die angeblichen Erwartungen der Gesellschaft aufgebürdet wird. Viele Menschen fühlen sich besser, wenn sie von diesem gewaltigen Druck der kulturellen Erwartungen befreit sind; wenn sie es akzeptieren können, daß sie weder charakterlich noch sexuell perfekte Menschen sind. Es ist für sie wichtig, daß sie gerade von Autoritätspersonen und Beratern hören, daß sie ein Recht auf ihre Gefühle haben. Es hilft ihnen, wenn sie erkennen, daß sie nicht die einzigen Menschen sind, die so fühlen.

Junge Menschen haben oft die Vorstellung, daß sexuelle Erfahrungen sie irgendwie verwandeln würden und daß man es von ihren Augen ablesen könnte, ob sie sexuelle Erlebnisse gehabt haben oder nicht. Sie haben eine gewisse Scheu vor sexuellen Erfahrungen. Doch unglücklicherweise werden diese Erfahrungen heute oft trivialisiert, sie werden als etwas Beiläufiges und Selbstverständliches hingestellt. Aber gerade diese Trivialisierung der Sexualität vermindert sehr stark deren Tiefenerfahrung. In Amerika ist unlängst ein Buch erschienen, in dem berühmte Leute ihre ersten sexuellen Erfahrungen beschreiben. Mir scheint dieses Buch zwar sehr oberflächlich zu sein, aber dennoch zeigt es deutlich, daß mit der Erfahrung der Sexualität eine neue Stufe der individuellen Entwicklung erreicht wurde. Meist werden sehr große Erwartungen in die ersten sexuellen Erfahrungen gesetzt. Oft sind diese Erwartungen so groß, daß für Zärtlichkeit gar kein Platz bleibt und diese erste Begegnung eher enttäuschend verläuft. Ich denke also, wir sollten diese Erwartungen nicht übertreiben.

Wenn jedoch relativ gesunde Menschen miteinander sexuelle Beziehungen aufnehmen, die von Liebe zueinander geprägt sind, dann werden sie erfahren, daß sie zwei verschiedenartige Personen sind. Sie erfahren eine Bestätigung ihrer Männlichkeit und ihrer Weiblichkeit, wie sie in der Phantasie und in Tagträumen allein nicht möglich ist. Ein Berater muß hier sehr genau darauf achten, *wie* seine Klienten ihre Gefühle über Sexualität darstellen. Er darf auf keinen Fall diese Gefühle bagatellisieren.

Es wird heute viel über die verschiedenartigen Gefühle geredet, die Männer und Frauen nach einer sexuellen Begegnung haben. So meint man, daß viele Männer danach gefühlsmäßig kalt und distanziert seien, während bei der Frau die emotionale Zuneigung ansteige. Das gilt nicht in allen Fällen; der Berater muß hier sehr vorsichtig sein, um keinen vorschnellen Generalisierungen zu erliegen. Auch hier sind klare Unterscheidungen wichtig.

Sigmund Freud hatte davon gesprochen, daß die meisten Männer streng zwischen affektiver Zuneigung und Sexualität unterscheiden. Er beschreibt eine Situation, wo ein Mann eine Frau so lange begehrt, als sie sich ihm sexuell verweigert. Sobald sie sich ihm aber sexuell hingegeben hat, sinkt sein Respekt für sie. Man hat dies auch das „Syndrom der Prostituierten und der Madonna“ genannt. Dieser Mann lebt in einer Phantasiewelt, in der die Idealfrau völlig asexuell ist.

Der Psychologe Mark Schoenberg ist der Auffassung, daß eine solche Einstellung mit dem sogenannten „Ödipuskomplex“ zu tun habe, wonach die Mutter als mögliches Sexualobjekt zurückgewiesen werden müsse. Das führe zu der Ansicht, daß alle „guten“ Frauen die Sexualität ablehnen, und der Mann verliebt sich schließlich in sein *Phantasieprodukt* der „guten“ und „schönen“ Frau. Schoenberg meint, daß diese Einstellung eine schwere Behinderung der Sexualität darstellt. Auch hier ist es nötig, daß ein tieferliegender Konflikt gelöst wird. Es genügt nicht, diese Dinge zu intellektualisieren. Denn die Motive sind meist unbewußt und können sehr mächtig sein.

Schoenberg berichtet auch von Männern, die nach einer sexuellen Begegnung sich plötzlich depressiv fühlen oder feindselig, zornig und abweisend werden. Auch solche Gefühle haben mit sehr tiefliegenden persönlichen Konflikten zu tun. In der Folklore gibt es die weitverbreitete Vorstellung, daß in der sexuellen Begegnung die Frau „Macht" über den Mann bekomme. Dazu gehören die alten Märchen, in denen es heißt, der Mann werde durch die Frau „verhext". Gelegentlich finden sich solche Märchen auch noch in unserer Gesellschaft. Oder es gibt die Vorstellung, daß der Mann bei der sexuellen Begegnung in eine gefährliche Situation gerate, daß er seine Manneskraft verlieren und daß die Frau ihn buchstäblich zerstören könne.

Auch hier geht es darum, die tieferliegenden Grundgefühle zu erkunden, die zu solchen Einstellungen führen. Der Psychologe Charles William Wahl ist der Ansicht, alles hänge davon ab, ob die Eltern eines Menschen warm und zärtlich waren, ob sie dem Kind viel Körperkontakt zukommen ließen und ob sie selber in ihrem Leben Zärtlichkeit und Leidenschaft auszudrücken vermochten. Anders gesagt, wir alle drücken in unseren späteren Beziehungen das aus, was wir in psychologischer Hinsicht von unseren Eltern mitbekommen haben, also deren Beziehung zueinander und zu den Kindern. Daher müssen wir uns als Berater immer auch mit der *frühen Lebensgeschichte* der Klienten befassen. Und wir werden sehr vorsichtig sein müssen, einfache Lösungen anzupreisen.

Der Psychologe Nathan Roth hat eine Untersuchung darüber angestellt, warum manche Männer nach einer sexuellen Begegnung voll Zorn und Aggression sind. So berichten in dieser Untersuchung einige von ihnen, daß sie nach dem Sexualakt noch unerfüllt und voller Spannungen geblieben sind. Roth ist der Ansicht, daß wir so lange nicht wissen können, was gute und erfüllende sexuelle Beziehungen sind, solange wir nicht unsere inneren Konflikte und Verteidigungsmechanismen abbauen. Er zieht den Schluß, daß ein schlechtes Gefühl nach einer sexuellen Begegnung auf eine nicht befriedigende personale Beziehung hinweist. Es kann sein, daß manche Männer Angst haben, sich mit einer Partnerin einzulassen. Glückliche sexuelle Beziehungen setzen also eine zumindest einigermaßen gute persönliche Beziehung voraus, und sie machen diese gesamtmenschliche Beziehung dauerhafter und verstärken sie. Wenn ein Mann nun keine emotionale Beziehung zu einer Frau haben möchte, dann gerät er leicht in Zorn, da er spürt, daß ihn seine sexuelle Beziehung stärker an die Frau bindet. Er hat also Angst vor der Abhängigkeit von einer Frau. Er ist nicht bereit, Verantwortung für eine dauerhafte Beziehung zu übernehmen. So kann folglich ein Zorngefühl nach einer sexuellen Begegnung auf sehr komplexe Probleme hinweisen.

In anderen Fällen kann ein Mann mit einer Frau sexuelle Beziehungen aufnehmen, um so gegen seine homosexuellen Gefühle anzukämpfen. Dann aber wird er zornig, weil ihm die Frau jene Befriedigung nicht geben kann, die er sich wünscht. Manche Männer haben auch Angst, von einer Frau total überfordert zu werden. Es sind also sehr komplizierte soziale Interaktionen zwischen zwei Menschen, die ein Berater genau erkunden muß. Manche Gefühle bezüglich Sexualität lassen sich kaum anders als durch sexuelles Verhalten ausdrücken. So hat der Psychiater Joost Meerloo herausgefunden, daß in der sexuellen Begegnung auch sado-masochistische Impulse ausgedrückt werden können. Die Leute sind oft erstaunt, wenn sie sado-masochistische Regungen in sich verspüren. Sie können das nicht verstehen, sie haben auch keine Namen und Bezeichnungen dafür. Wenn in der Vergangenheit die Sexualität häufig zu stark mystifiziert wurde, so wird sie in unserer modernen Kultur zu stark banalisiert und ihrer tieferen Bedeutung beraubt.

In unseren unbewußten emotionalen Prozessen spiegelt sich die ganze lange *Menschheitsgeschichte* wider. Das kommt gerade bei sexuellen Beziehungen deutlich zum Ausdruck und ist der Grund dafür, warum wir den Leuten nicht einfach sagen können, sie sollen dieses oder jenes Gefühl haben. Sexualität ist eine zu tiefe emotionale Erfahrung, als daß wir sie bloß als Zufall oder als Selbstverständlichkeit interpretieren könnten. Norman Mailer hat davon gesprochen, daß wir heute in unserer Sexualität die Opfer einer „Superhygiene" geworden sind. Er vertritt die Ansicht, das Schuldgefühl sei ein wesentlicher Impuls der Sexualität gewesen; ohne dieses Schuldgefühl werde die Sexualität sinnlos.

Früher wurde häufig Kopfweh als ein Entschuldigungsgrund angegeben, um einer sexuellen Begegnung ausweichen zu können. Neuerdings gibt es nun Untersuchungen über ein spezifisch sexuell bedingtes *Kopfweh,* unter dem einige Menschen während oder nach der sexuellen Begegnung zu leiden haben. Der

Psychologe George Paulson beschreibt dieses Kopfweh als einen intensiven, lang andauernden Schmerz, der plötzlich auftreten kann. Es können praktisch alle Altersstufen darunter leiden, aber besonders häufig sind Männer im mittleren Alter davon betroffen. Sie fühlen sich lustlos und leicht erregbar, sie können sich nicht hinlegen, sondern müssen ständig herumgehen, um den Schmerz ertragen zu können. Meist dauert dieser Zustand weniger als eine Stunde. Aber es gibt auch Fälle, wo der Schmerz einige Tage angehalten hat. Die Forschung ist auf diesem Gebiet noch nicht sehr weit gekommen, man kennt noch nicht die emotionale Basis für diese Schwierigkeit.

Masters und Johnson berichten von gewissen Muskelspannungen, die diesen Schmerz auslösen können. Hier sollte der Berater darauf drängen, daß der Klient sich einer sorgfältigen neurologischen Untersuchung unterzieht; denn dieser Kopfschmerz ist häufig das erste Anzeichen von tieferliegenden Störungen im zentralen Nervensystem. In den meisten Fällen kann jedoch schon Abhilfe geschaffen werden, wenn es gelingt, einige Gründe für die dauernden seelischen Anspannungen aufzudecken. Wenn man die Angst eines Menschen reduzieren kann, so kann dies bereits ein heilsamer Prozeß sein. Manchmal können auch übermäßige körperliche Anspannungen die Ursache für solche Probleme sein. Wenn es sich bei den Klienten um obsessive Persönlichkeiten handelt, dann muß ihr psychologischer Konflikt behandelt werden. Dieses sexuell bedingte Kopfweh tritt zwar nicht sehr häufig auf, aber es kann als Abwehrmechanismus gegen sexuelle Beziehungen in manchen Fällen durchaus vorkommen.

Manche Frauen berichten in der Beratung von einem *lähmenden Gefühl,* das sie überkommt, wenn sie an sexuelle Beziehungen oder an die Erfahrung eines Orgasmus denken. Aber in den meisten Fällen wird diese Angst gar nicht direkt ausgesprochen. Vielmehr sind sich viele Frauen dieser latenten Angst vor dem Orgasmus gar nicht bewußt, ja sie verdrängen diese Angst durch viele andere Dinge. So kann es sein, daß sie Angst haben vor einem Autounfall oder vor Depressionen. Damit können sie sexuelle Ängste verbergen. Solche Frauen klagen oft, daß sie sich von „tierischen" Männern benützt und vergewaltigt, aber dennoch von ihnen angezogen fühlen.

Diese Ängste haben damit zu tun, daß wir im sexuellen Erlebnis unsere Selbstkontrolle verlieren und uns an einen Partner ganz hingeben sollen. Solche Erfahrungen gibt es in jeder sexuellen Beziehung. Die Wurzeln dieser lähmenden Angst können aber auch mit Frustration und körperlicher Verletzung zusammenhängen, die in der frühen Kindheit erfahren wurden. Schließlich kann noch die Angst vor dem Tod dazukommen. So sind die Ursachen dieser Angst sehr komplex und ineinander verwoben. Unsere sexuellen Beziehungen rühren an die unbewußten Bereiche unserer Persönlichkeit, daher können sie Ängste in uns wachrufen, deren Ursachen wir längst vergessen haben. So kann die Abneigung einer Frau gegenüber ihrer Mutter ein verborgenes Motiv sein für ihre Angst vor der Sexualität. Sexuelle Beziehungen markieren eine wichtige Stufe in der Entwicklung zur vollen menschlichen Reife. Sie konfrontieren uns mit Erfahrungen der Separation und der Individuation; beides ist notwendig für ein erwachsenes Leben. Auch wenn die genannten Ängste überwunden werden, so wird der Orgasmus doch besonders für Frauen immer etwas Beängstigendes behalten.

Der Psychologe John Sonne weist auf einige *existentielle Erfahrungen* hin, die wichtig sind, wenn wir es mit sexuellen Ängsten zu tun haben. Es gehört zur Erfahrung des Orgasmus, daß wir uns dem Sexualpartner hingeben und die Kontrolle über uns selbst verlieren. Da stellt sich nun die Frage, ob wir dem Partner volles Vertrauen schenken können. Die andere Frage ist, mit welchen Elementen unserer Ontogenese und Phylogenese wir bei der Erfahrung eines Orgasmus in Kontakt kommen. Wenn wir überhaupt jemals ein Teil der Geschichte sind, dann besonders im Augenblick des Orgasmus. John Sonne fragt sich, ob wir darin nicht auf ein mögliches Leben vor oder nach dem Tod stoßen. Wenn wir sexuelle Beglückung erfahren, dann ist das ein Hinweis darauf, wie kurz unser Leben wirklich ist. Schließlich müssen wir bedenken, daß wir durch die Erfahrung des Orgasmus menschlich reifen können.

Gewiß können wir als Berater nicht mit fertigen Antworten, programmierten Übungen oder Diagrammen an solche Probleme herangehen, wenn jemand über Orgasmusangst klagt. Wir müssen mit viel Geduld die innere Dynamik dieses Menschen zu verstehen suchen; wir müssen sehen, was unter der Oberfläche vor sich geht, und wir müssen dem Klienten helfen, seine Angst, die ihm so große Probleme verursacht, zu lokalisieren und zu verstehen. In manchen Fällen mag es angezeigt sein, solche Klienten an eine kompetente Stelle für eine intensive Langzeittheraphie zu überweisen. Dennoch kann der Berater einen ersten Schritt tun, um den Klienten die Tiefenschichten ihres inneren Lebens zugänglich zu machen.

5. DEUTUNG DER SEXUELLEN KOMMUNIKATION

Es ist eine Tatsache, daß die meisten zwischenmenschlichen Beziehungen verbessert werden könnten, wenn es gelänge, die alltägliche Kommunikation zu verbessern. Aber was ist Kommunikation? Gewöhnlich definiert man Kommunikation als Austausch von Informationen, die das tägliche Leben betreffen. Aber die Informationen über diese alltäglichen Dinge offenbaren kaum etwas von der inneren Persönlichkeit eines Menschen. In vielen Ehen wird Wert gelegt auf Kommunikation, ohne daß die möglichen Schwierigkeiten dabei gesehen werden. Kommunikation bedeutet aber nicht nur, daß man miteinander in Berührung bleibt, sie besteht vielmehr in der Möglichkeit, die Wahrheit unserer eigenen Persönlichkeit anderen mitteilen zu können. Effektive Kommunikation hängt davon ab, ob wir uns selbst so mitteilen können, wie wir wirklich sind, oder ob wir Masken aufgesetzt haben und Rollen spielen. Kommunikationsprobleme sind häufig auch die Ursache für sexuelle Schwierigkeiten. In der Partnerberatung müssen zwei Menschen mit den Tiefenschichten ihrer Persönlichkeit in Berührung kommen. Sexualberatung besteht dann nicht bloß darin, daß man alle äußerlichen Fakten kennt, sondern es geht darum, die personale Wahrheit jedes einzelnen aufzudecken.

Der Berater muß sich dabei auf diese tiefere Kommunikation einlassen. Er soll den Klienten beistehen, eine reife Kommunikation mit ihrem eigenen Leben zu erreichen. Dazu muß er genau hinhören können, was die Leute über sich selbst und über ihre sexuellen Schwierigkeiten sagen. Welche Signale geben die Leute einander in der Sprache der Sexualität? Die meisten kommen in die Beratung mit Problemen, die an der Oberfläche liegen, denn sie haben nicht die leiseste Ahnung, was wirklich dahinter steht. Wenn aber der Berater die wirkliche Botschaft nicht zu hören vermag, dann wird er den Menschen kaum helfen können, ihre tatsächlichen Gefühle zu begreifen. Die sexuellen Probleme, mit denen die Leute in die Beratung kommen, geben meist einen sehr

deutlichen Hinweis auf das gesamte personale Beziehungssystem. Die Menschen drücken ihre tiefsten Gefühle füreinander in der Sprache der Sexualität aus. Meist tun sie das unbewußt und ohne darüber zu reflektieren. Zwei Ehepartner tun dies z. B. in der Art, wie sie einander grüßen oder wie sie einander zulächeln. Oder sie tun es dadurch, indem sie einander sexuelle Beziehungen verweigern und sich voneinander zurückziehen.
Das ist ein extrem komplexes Feld, und ein Berater kann die Botschaften, die so ausgedrückt werden, fast unmittelbar aufnehmen, wenn er nur sorgfältig genug hinhört. So kann ein Mann z. B. sein Verhalten genau nach dem ausrichten, was er für seine sexuelle *Rolle* hält. Er mag sich vielleicht damit brüsten, wie häufig er sexuelle Erlebnisse hat, und kann sich einbilden, ein guter Ehemann zu sein. Dabei geht es ihm aber mehr darum, sein Selbstbild aufzubauen, als seine tieferen Gefühle mit seiner Frau auszutauschen. Es kommt nicht so sehr darauf an, *was* einer tut, sondern *warum* er es tut. Das Warum ist der Schlüssel zum Verständnis einer Beziehung. Wenn zwei Ehepartner nur ihre sexuellen „Rollen" spielen, dann sind sie meilenweit davon entfernt, ihre Gefühlswelt in Kommunikation miteinander auszutauschen.
Umgekehrt kann sich auch eine Frau für die perfekte Ehefrau halten, die sexuell voll emanzipiert ist und völlig frei in ihrem Verhalten. Aber während sie so ihre eigene Unabhängigkeit ausspielt, wertet sie das Selbstbild ihres Partners ab. Sie kann es gar nicht verstehen, daß in ihrer Ehe Spannungen entstehen. Sie hält sich doch für eine perfekte Frau; was sollte ein Mann sich mehr wünschen? Der Berater kann solchen Leuten nur dann helfen, wenn er ihnen zeigen kann, welche Transaktionen da zwischen ihnen im Gange sind. Der Berater muß also darangehen, mit den Ehepartnern zusammen jene Botschaften zu entschlüsseln, die sie einander durch ihr Sexualleben ständig übermitteln. Was sagen die beiden über sich und ihre Beziehung? Was sind die tieferliegenden Botschaften?
Die Verweigerung sexueller Beziehungen ist eine klare Botschaft, die viele Gründe haben kann. Wenn eine Frau die sexuelle Vereinigung verweigert, dann mag das z. B. ihre Antwort darauf sein, daß ihr Mann sie zuvor in irgendeiner Weise verletzt hat. Sie versucht ihn nun dafür zu „bestrafen" und zu „erziehen". Für

den Mann kann diese Botschaft bedeuten, daß er sich nicht geliebt fühlt. Ein solch symbolhafter Austausch von Botschaften kann aber nur dann wahrgenommen werden, wenn der Berater den Ehepartnern dabei hilft. Nicht alle sexuellen Schwierigkeiten haben jedoch mit solchen doch sehr komplizierten Botschaften zu tun.

Es gibt noch viele andere Bereiche des Lebens, wo das sexuelle Verhalten bestimmte Botschaften enthält, die der Berater genau erkunden muß. So klagen Menschen häufig dann über sexuelle Schwierigkeiten, wenn sie irgendeinen schweren Verlust im Leben erlitten haben. Diese Schwierigkeiten sind dann ein Signal eines unbewußten Prozesses, den dieser Mensch begonnen hat. Unser Sexualverhalten ist von unserer Gefühlswelt eben keinesfalls unabhängig. Als Berater müßten wir uns in diesem Fall mit dem Schmerz des Verlustes beschäftigen. Häufig ist aber die zur Verfügung stehende Zeit des Beraters sehr begrenzt, doch es ist auch in kurzer Zeit möglich, den Klienten zu helfen, mit ihren Gefühlen besser zurechtzukommen oder sich bezüglich ihres Sexualverhaltens weniger schuldig zu fühlen. Diese Hilfe können wir den Menschen nur dann geben, wenn wir uns selber als kompetente, reife und verständnisvolle Menschen einbringen und wenn wir auf moralische Urteile verzichten. Häufig müssen wir den Klienten an einen Psychologen weiterverweisen, besonders dann, wenn eine Langzeitbehandlung angebracht ist. Aber wir sollten keinen Klienten gänzlich abweisen; wir sollten ihm vielmehr die Möglichkeit geben, seine Botschaften weiterzugeben, ohne daß wir dadurch in Panik geraten. In den meisten Fällen bleibt genügend Zeit, um mit dem Klienten über eine Überweisung zu sprechen. Auch der nebenberufliche Berater muß also Kontakte zu Psychologen, Psychiatern und Beratungsstellen unterhalten.

Gerade im Umgang mit sexuellen Konflikten ist es für *geistliche Berufe,* etwa für den römisch-katholischen Priester, unbedingt notwendig, daß er seine Funktion als *Priester* scharf von seiner Funktion als *Berater* trennt. Manchmal wollen die Klienten zugleich die Absolution und einen psychologischen Rat erhalten. In diesem Fall handelt ein Berater, der zugleich Seelsorger ist, sehr klug, wenn er nach den Gründen forscht, warum der Betreffende die Vergebung seiner Sünden möchte. Aber religiöse

Funktionen sollten streng von der Beratung getrennt werden. Denn es ist etwas anderes, Sünden zu vergeben, als nach den Wurzeln von Schuldgefühlen zu fragen. Dennoch glaube ich, daß auch Priester einen wertvollen Beitrag leisten können, damit Menschen mit ihren sexuellen Schwierigkeiten besser fertigwerden können. Auf keinen Fall aber sollten sie eine psychologische Therapie mit ihren priesterlichen Funktionen verbinden.

Andererseits möchte ich betonen, daß Seelsorger, Lehrer oder Erzieher nicht dazu da sind, um ihre Klienten von bestimmten Handlungen abzubringen. Aber sie sollten die Leute auch nicht dazu drängen, irgendeinem Ideal sexueller Beziehungen zu folgen. Es gibt ein breites Spektrum menschlichen Verhaltens, das wir den Menschen selber überlassen müssen. Was wir einzig tun können, besteht darin, daß wir die Menschen unterstützen, ihre *eigene Identität* besser zu verstehen. Aber wir müssen ihnen volle Entscheidungsfreiheit lassen in ihrem individuellen Handeln. Es ist auch nicht Aufgabe des Beraters, dahin zu wirken, daß alle Menschen sich sexuell in der gleichen Weise verwirklichen. Es gibt keinen Lebensstil, der für alle Männer und Frauen der Gesellschaft passen würde. Alle diese gleichmacherischen Versuche sind unfair und auf lange Sicht gefährlich. Ebenso ist es unklug, wenn man den Menschen in jeder Lebensphase dasselbe Sexualverhalten vorschreiben möchte. Der Mensch „funktioniert" nun einmal nicht wie eine Maschine, sondern seine Sexualität hängt weitgehend von seiner Gefühlswelt ab. Als Berater haben wir es mit einem menschlichen Verhalten zu tun, das ungemein vielfältig ist und auch viele Mängel enthält. Wir dürfen als Berater keine Perfektionisten werden!

Der Berater kann also den Menschen helfen, ihre emotionale Kommunikation zu verstehen und zu deuten, damit sie selber sehen können, was sie einander wirklich sagen. Der Berater sollte zu dieser *Deutung* unbedingt fähig sein. Es geht dabei nicht um eine Übersetzung in eine neue Sprache, vielmehr müssen die zentralen Punkte und die Stimmungen, der Rhythmus und der Stil der Kommunikation in den Blick kommen. Auf diese Weise kann der Berater vielfältig mit seinen Klienten arbeiten; er braucht dafür keine großen theoretischen Erklärungen, es genügt, wenn er den Menschen helfen kann, ihre sexuelle Kommunikation zu entschlüsseln.

Um das zu erreichen, muß er darauf achten, daß er den ganzen *Lebenshorizont* eines Menschen in den Blick bekommt: Was steht wirklich hinter einer körperlichen Krankheit oder einer seelischen Krise? Nur wenn der Berater den gesamten Kontext eines Lebens im Auge hat, kann er einen sexuellen Konflikt verstehen. Einfach ausgedrückt, die Menschen sagen sich durch ihre Sexualität genau diese Dinge, die sie sich auf Dutzend andere Weisen des täglichen Lebens auch sagen. Wenn sie im Alltag nicht aufeinander hören können, dann ist es nicht erstaunlich, daß sich dieses Problem auch in ihrer Sexualität ausdrückt. Jeder Partner bringt seine früheren sexuellen Erfahrungen in die Partnerschaft mit. Viele sind enttäuscht, daß z. B. eine Ehe ihre alten Konflikte nicht zu lösen vermag. Die sexuelle Kommunikation drückt auch Konflikte aus, die von früheren Lebenserfahrungen herkommen. So kann z. B. das Problem der Abhängigkeit das sexuelle Leben in einer Ehe sehr belasten. Hier muß der Berater folglich nach dem Ursprung suchen, wo ein bestimmtes Problem zum erstenmal auftaucht. Ebenso können unrealistische Erwartungen die Sprache der Sexualität verzerren. Der Berater sollte nicht überrascht sein, wenn er besonders in der heutigen Gesellschaft mit solchen Problemen zu tun hat. Immer aber muß er auf den *ganzen Menschen* eingehen können, der ihm gegenübertritt.

6. GESTÖRTES SEXUALVERHALTEN

Unsere Gesellschaft betont das Sexualverhalten sehr stark. Man braucht bloß einen Blick in die Illustrierten und Magazine zu werfen, um zu sehen, mit welch lebhafter Phantasie über sexuelles Verhalten anderer Menschen geschrieben wird. Die Massenmedien beschäftigen sich sehr intensiv mit der menschlichen Sexualität. Wir schätzen sie als sehr wichtig ein, aber manche Menschen geraten dadurch in Schwierigkeiten. Das sind gar nicht immer nur puritanische Zeitgenossen. Viele Menschen sehen eine große Kluft zwischen dieser neuen „Offenheit" und ihren herkömmlichen Wertvorstellungen. Besonders religiöse Menschen können unter dieser Kluft sehr leiden. Auch hier möchte ich wieder betonen, daß der Berater den *gesamten* Menschen im Auge haben soll. Denn wenn wir wirklich Hilfe geben wollen, dann müssen wir uns mit dem ganzen Leben auseinandersetzen, nicht bloß mit einigen Aspekten. Das ist deswegen wichtig, weil viele sexuelle Botschaften verzerrt werden. So machen sich heute viele Menschen Sorgen darüber, ob sie wohl sexuell „normal" reagieren, denn sie erreichen offensichtlich nicht jene „Standards", die ihnen heute von den Massenmedien suggeriert werden.

Hier muß der Berater sorgfältig auf die ganze Lebensgeschichte hören, um zu sehen, woher die Angst solcher Personen kommen kann. Es besteht eben ein großer Unterschied zwischen einer gesunden Sexualität und einer übermäßigen Betonung der Sexualität. Wenn jemand über seine extrem ausgeprägte Sexualität klagt oder wenn er sich Sorgen macht, sexuell verkümmert zu sein, dann können dahinter sehr verschiedene Gefühlszusammenhänge stehen. Die Erfahrung der sexuellen Lust variiert erheblich und hat eine große Bandbreite. Sie hängt von sehr verschiedenen Faktoren ab, die für jeden Menschen und für jede Lebensgeschichte einzigartig sein mögen. Daher ist es nicht zulässig, für alle Menschen ein gleiches Ideal oder einen Standard für Sexualverhalten vorzuschreiben.

Wenn z. B. ein Klient darüber klagt, daß sein sexuelles Verlangen plötzlich übermächtig sei, dann sollte der Berater dies unbedingt ernst nehmen; und er soll sorgfältig hinhören, um den Sinn dieser Aussage zu verstehen. Denn häufig unterscheidet sich das Selbstbild eines Menschen von seinem tatsächlichen Verhalten. Manchmal ist ein solches Überhandnehmen des sexuellen Verlangens mehr ein Wunschtraum als Realität. Aber für die psychische Welt des Klienten macht das keinen großen Unterschied, denn er fühlt und reagiert so, als ob dies wahr wäre. Jedes plötzliche Ansteigen der Libido kann mit einem tieferen seelischen, aber auch mit einem körperlichen Problem zusammenhängen. Wir müssen zunächst aber sehen, ob wir es nicht mit einem offensichtlichen Prahlhans zu tun haben. Hier muß man auf die Umstände und auf die Art und Weise achten, wie einer von seiner sexuellen Potenz berichtet. Es kann auch sein, daß er den Berater dadurch beeindrucken möchte.
Der Psychologe Thomas P. Detre beschreibt verschiedene Bedingungen, unter denen die Erfahrung einer exzessiven Libido mit ernstlichen Problemen einhergeht. So haben gewisse seelische Erkrankungen wie etwa Manien und Hypermanien ein plötzliches Ansteigen der Libido zur Folge. In diesem Fall aber weist das Ansteigen der Libido eher auf einen schweren emotionalen Konflikt als auf ein sexuelles Problem hin. Ähnlich geht eine asoziale Persönlichkeitsstruktur häufig mit einer exzessiven Libido Hand in Hand. Eine solche Persönlichkeitsstruktur wird von den Psychologen als psychopathische oder soziopathische Struktur bezeichnet.
Seltsamerweise wurde solch eine *exzessive Libido* in bestimmten Phantasiegestalten oder historischen Persönlichkeiten glorifiziert. Die Figur des *Don Juan* und des *James Bond* sind nur zwei Beispiele dafür; beide sind eigentlich asoziale Typen. Beide stürzen sich von einer sexuellen Eroberung in die andere, ohne jedoch davon wirklich betroffen zu sein. Dieses Verhalten regt die Phantasie vieler Menschen ungemein an. Aber nur wenige relativ normale Menschen sind zu einem solchen Verhalten tatsächlich fähig. Jedenfalls würden die Konsequenzen eines solchen Verhaltens andere Konflikte hervorbringen, mit denen die meisten nur schwer leben könnten. Auch wenn die Idealisierung eines solchen Verhaltens psychisch ungesund ist, so können

wir doch nur sehr wenig tun, um die Massen von solchen Phantasiegestalten abzulenken. Wir können nur sagen, daß die Wirklichkeit anders ist.
Wann können wir aber feststellen, ob eine exzessive Libido mit einer *asozialen Persönlichkeitsstruktur* verbunden ist? Der Berater muß hier die Qualität jener Beziehung prüfen, in der sich diese übersteigerte Sexualität ausdrückt. Asoziale Menschen können äußerlich eine sehr charmante Fassade zur Schau tragen. Daher können sie andere Menschen leicht verführen, sowohl körperlich als auch seelisch; sie haben dabei großen Erfolg. Sie zeigen keine Angst vor einem Verhalten, das bei den meisten anderen Menschen Angst oder Schuldgefühle hervorrufen würde. Dieses fehlende Gewissen ist der wichtigste Hinweis auf diesen Persönlichkeitstyp. Asoziale Menschen müssen ihre Wünsche sofort erfüllen können, sie können diese nicht einen Augenblick lang hintansetzen. Sie reagieren auf ihre Impulse sehr stark und treten unmittelbar in Aktion. Wenn man alle diese Züge zusammenstellt, dann kann man die pathologischen Bedingungen der asozialen Persönlichkeit besser verstehen.
Auch hier gilt wieder, daß der Berater den gesamten Menschen sehen muß, bevor er sich einzelnen Aspekten des sexuellen Lebens widmet: Was geht wirklich in einem Leben vor, wenn einer über übermäßiges Sexualverlangen klagt? Vielleicht ist irgend etwas in diesem Leben passiert, was das Selbstbild des Betreffenden verändert hat? So zeigt sich im Frühstadium bestimmter seelischer Erkrankungen, daß die Betreffenden in früheren Lebensperioden ein stärkeres sexuelles Interesse hatten als andere Menschen. Es kann aber auch sein, daß verängstigte Menschen sexuelle Intimität suchen, weil sie meinen, dadurch ihre Angst überdecken zu können.
Besonders Menschen mit einer Gehirnschädigung zeigen vielfach Abweichungen in ihrem sexuellen Verhalten. Das hängt aber mit einem ungenügenden Urteilsvermögen und mit neurologischen Schäden zusammen. Bei schizophrenen Menschen ist das Ansteigen des sexuellen Interesses häufig die Folge ihrer emotionalen Krankheit, nicht so sehr eine Folge gesteigerter Libido.
Wenn ein Klient von einem plötzlichen Ansteigen seines sexuellen Verlangens berichtet, dann kann dies ein Hinweis auf einen tieferliegenden physiologischen oder psychologischen Konflikt

sein. Aber wir müssen dies sehr klar unterscheiden von jenem periodischen Ansteigen der Libido, das für die meisten Menschen charakteristisch ist. Die meisten wissen, daß es in ihrem Leben Perioden gibt, in denen sie stärker sexuell interessiert sind, während es wieder Zeitabschnitte gibt, wo ihr Interesse zurückgeht. Wenn aber ein Klient Angst zeigt über sein Verhalten, dann muß der Berater sich damit befassen. Er muß die Ursachen dieser Angst ergründen. Diese Angst kann natürlich auch mit Faktoren zusammenhängen, die ich erst später diskutieren werde.

Aber auch das Gegenteil kann häufig eintreten: Es kann das Interesse an *Sexualität stark abnehmen.* Auch dafür gibt es viele körperliche und seelische Ursachen. Meistens reagieren die Menschen sehr ängstlich darauf. Besonders Männer machen sich Sorge, wenn ihre sexuelle Potenz abnimmt. Aber wenn jemand unter solcher Angst leidet, dann müssen die Gründe für diese Angst in den Blick kommen. Denn sie hängt dann sehr wahrscheinlich mit dem Selbstbild eines Menschen zusammen. Wir müssen hier klar unterscheiden zwischen dem absoluten Fehlen von sexuellem Verlangen und einer Minderung dieses Verlangens, die körperlich oder seelisch bedingt sein kann. Martin Goldberg nennt das absolute Fehlen von sexuellem Verlangen *primäre Impotenz.* In diesem Fall hat ein Individuum niemals sexuelles Verlangen erlebt und war niemals zu einer sexuellen Reaktion fähig. Dies ist zu unterscheiden von der *sekundären Impotenz,* die relativ häufig vorkommen kann. Die primäre Impotenz läßt sich durch bestimmte physiologische Faktoren erklären, etwa durch endogene Störungen. Man kann von einer solchen Impotenz aber erst dann sprechen, wenn eine genaue körperliche und seelische Untersuchung stattgefunden hat.

Häufiger sind solche Potenzstörungen, wo die Klienten über abnehmendes sexuelles Interesse klagen. Auch das kann mit physiologischen Problemen zu tun haben, etwa mit bestimmten Krankheiten oder mit Unterernährung. So haben z. B. Überlebende von Konzentrationslagern berichtet, daß ihr sexuelles Verlangen in dieser Zeit beinahe völlig erloschen sei. Häufig sind körperliche und seelische Ursachen ineinander verwoben, so daß man sie schwer auseinanderhalten kann. Sicherlich können körperliche Abnormitäten das Sexualleben schwer beeinträchtigen. Aber wir dürfen nicht glauben, daß körperlich abnormale

Menschen keinerlei sexuelles Verlangen hätten. Ja, es können sogar solche Personen ein sehr starkes sexuelles Verlangen haben, die körperlich zu gar keinem sexuellen Kontakt fähig sind.

Der Berater wird es wohl hauptsächlich mit Klienten zu tun haben, deren verminderte Sexuallust auf psychische Ursachen zurückzuführen ist. Am häufigsten kommen Klienten, die unter *Depressionen* leiden. Wenn depressive Erfahrungen sehr lange andauern und wenn sie sehr tief gehen, dann ist der Verlust des sexuellen Interesses eine häufige Folge. Die Depression lähmt den gesamten Lebenswillen eines Menschen, sie hemmt seinen ganzen Appetit nach Nahrung, Erholung und auch nach Sexualität. Hier muß der Berater die Ursachen erkunden, die hinter depressiven Erfahrungen stehen. Er muß sich zunächst die Frage stellen: Welchen *Verlust* hat der Klient erlitten? Es gibt viele Möglichkeiten. So kann sekundäre Impotenz nach dem Tod eines geliebten Menschen auftreten, nach dem Verlust des Arbeitsplatzes, nach der Pensionierung oder nach dem Verlust eines Freundes; immer dann, wenn das Selbstbild eines Menschen schwer betroffen ist. Jede Erfahrung, die die personale Integrität des Menschen bedroht, hemmt unser gesamtes Leben, vor allem aber unsere sexuelle Potenz.

Eine andere Ursache für das Abnehmen des sexuellen Interesses können verschiedene *Streßerfahrungen* sein. Sie werden ausgelöst etwa durch eine Scheidung, durch den Verlust des Arbeitsplatzes, durch Probleme im Beruf oder durch andere Streßerfahrungen, die in unserer Gesellschaft sehr zahlreich sind. Häufig sind wir mehreren zugleich ausgesetzt. Solche Probleme beeinträchtigen gewöhnlich unser Leben. Hier muß sich der Berater fragen, ob er in der Lage ist, die äußeren Lebensumstände des Klienten zu verändern. Zunächst aber kann er darauf hinarbeiten, daß der Klient die Ursachen für seinen psychologischen Streß klar erkennen kann; und er kann ihm positive Unterstützung geben, um mit diesen Ursachen umzugehen. Die neuere Forschung hat gezeigt, daß auch das regelmäßige Einnehmen von Drogen zu vorübergehender Impotenz führen kann. Menschen, die regelmäßig Marihuana nehmen, berichten über solche Erfahrungen. Daher sollte der Berater den Klienten auch fragen, ob er Drogen oder irgendwelche Medikamente nimmt, die seine sexuelle Lust beeinträchtigen. Die Sache kann sehr kompliziert sein, wenn einer Drogen nimmt; denn dann hat er ständig ein psychisches Bedürfnis danach. Der Berater müßte also diesem Bedürfnis nachgehen und herauszufinden versuchen, warum der Klient Drogen benötigt.

Es ist seit langem bekannt, daß übermäßiger *Alkoholgenuß* die Sexualität vermindert und hemmt. Schon Shakespeare hat gesagt, daß der Alkohol wohl unser Verlangen weckt, daß er uns aber die Fähigkeit nimmt, dieses Verlangen zu stillen. Unter Alkoholeinfluß erleben die meisten Menschen zunächst ein Ansteigen des sexuellen Verlangens. Aber dann kommt es zur großen Ernüchterung, weil die sexuelle Reaktionsfähigkeit schwer beeinträchtigt ist. Besonders chronische Alkoholiker haben in den meisten Fällen große Schwierigkeiten mit ihrer Sexualität. Häufig hängt Impotenz auch mit einem ungefestigten Selbstbild oder mit Abhängigkeitsproblemen zusammen. Ein Berater muß also genau darauf achten, welche seelische Dynamik hinter einem solchen Problem stehen könnte. Das *Selbstbild* eines Menschen scheint wichtiger zu sein als alles andere. Daher ist es nötig, das Selbstbewußtsein des Klienten zu stärken. Solche Menschen, die ihr ganzes Selbstwertgefühl verloren haben, brauchen meistens eine Langzeittherapie. Auch hier sollte der Berater mehr an dem Selbstbild des Klienten arbeiten als an den äußeren Symptomen der Impotenz.

7. DIE NEUROSE DER WESTLICHEN KULTUR

Viele Psychologen sind der Ansicht, daß in der heutigen Gesellschaft vor allem Probleme zwanghaft-besessener Natur an erster Stelle stehen. Gerade diese Probleme sind aber schwer zu behandeln, weil sie meist intellektuell verdrängt werden. Es gibt eine große Bandbreite von Verhaltensweisen, die wir als zwanghaft-besessen bezeichnen können. Dazu gehören etwa ausgesprochene Sturheit im Denken, übertriebener Perfektionismus, Kontrollzwänge oder eine gewisse Freudlosigkeit. Aber diese äußeren Charakteristika sind nur die Spitze eines Eisbergs. Die meisten Menschen drücken diese Konflikte auf indirekte Weise und symbolisch aus, etwa in bestimmten Ritualen oder durch Vorurteile. Wie alle Neurotiker übersetzen auch zwanghaft-besessene Personen ihre Probleme in solche Symptome, die den Menschen um sie herum Rätsel aufgeben. Auch wenn sie intellektuell und theoretisch Einsicht haben in ihre eigenen Probleme, so können sie dennoch nicht damit umgehen. Sie vermeiden tiefere Emotionen und versuchen auf vielerlei Weise jener Angst zu entgehen, unter der sie leiden würden, wenn sie sich mit ihrem psychologischen Dilemma wirklich auseinandersetzen müßten.

So ist es nicht erstaunlich, daß sich bei solchen Menschen ihre inneren Konflikte auch in sexuellen Schwierigkeiten ausdrücken. Die Sexualität ist nun einmal eine sehr spezifische und sehr sensible Sprache. Das Verhalten in diesem Bereich erfordert ein hohes Maß an *Intimität,* die aber gerade für solche Personen äußerst bedrohlich ist. Sie müssen sich vor derartiger Intimität ständig schützen, sie müssen immer neue Schutzzonen um sich herum aufbauen. Der zwanghaft-besessene Mensch ist gefangen in seinen eigenen Verteidigungsmechanismen. Der Berater wird oft mit Symptomen konfrontiert, die ihn zunächst in Erstaunen versetzen. Gewiß drücken Symptome nur äußere Probleme aus, aber wenn wir diese Symptome beachten, dann können wir dahinter die tieferen psychischen Schwierigkeiten und Zwänge

erkennen. Auch hier genügt es also nicht, bloß die äußeren Symptome zu behandeln.
Der Berater muß dem Klienten jenes Verständnis entgegenbringen, das er braucht, um seine sexuellen Probleme ausdrücken zu können. Zwanghaft-besessene Personen müssen hinter ihre Rituale zurückgehen. Sie geben ständig *symbolische Botschaften* von sich, sowohl an sich selbst als auch an ihre Umwelt. Aber sie verstecken sich hinter diesen Botschaften. Der Berater muß folglich durch sie hindurchstoßen, um den wirklichen Hintergrund zu entdecken. Häufig pendeln zwanghaft-besessene Menschen zwischen *Unterwürfigkeit* und *Trotzhaltung*. Dieses Problem hat meist seinen Ursprung in den frühen Lebensjahren, wenn z. B. von einem Kind ein gewisses Verhalten erzwungen wurde. Das Kind verhält sich dann zwar nach dem Wunsch der Eltern, aber nur deswegen, um geliebt und akzeptiert zu werden. Doch um diese Belohnung zu erhalten, muß das Kind jemand anderer sein, als es tatsächlich ist. Dieser Lebensstil wird nun ein Leben lang beibehalten.
Es besteht also ein Konflikt zwischen dem Wunsch, den anderen zu gefallen, und dem Wunsch, gegen sie zu rebellieren. Beide einander widerstrebenden Wünsche machen den Betroffenen enorme *Angst*. Sie richten folglich ihr ganzes Leben danach ein, um mit diesem Konflikt zurechtzukommen. Sie gestalten ihr Leben so, daß darin nichts schiefgehen kann. Leon Salzman hat beobachtet, daß solche Menschen unter einem Zwang stehen, sich selbst und andere ständig unter Kontrolle zu halten, um ja nicht einem Gefühl der Hilflosigkeit ausgeliefert zu sein. Wenn sie einmal in eine Situation kommen, in der sie die Kontrolle verlieren, etwa dadurch, daß sie nicht genügend Kompetenz zeigen, nicht ausreichend informiert sind oder nicht imstande sind, die Lebensrisiken zu vermindern, dann erleben sie eine ungeheuer starke Angst. Wenn solche Menschen ihre natürlichen Grenzen erfahren, ist das oft die Ursache für beträchtliche Angst und ein verstärktes Bemühen, das Leben noch besser unter *Kontrolle* zu halten.
Zwanghaft-besessene Menschen zeigen folgende Tendenzen: Sie leben in einer rational gesteuerten Disziplin, ihr Verhalten ist steif und überaus beherrscht. Sie zeigen in ihrem Denken wenig Elastizität, denn sie müssen alles mit ihrem eng gefaßten

Lebensstil in Einklang bringen können. Sie entwickeln eine rastlose, streßbeladene Aktivität, die sich mit einer totalen Unfähigkeit, sich Zeit zu lassen und die Zeit zu genießen, paart. Sie können sich meist nicht entscheiden und schieben daher Entscheidungen vor sich her, um ja keine Fehler zu begehen. Sie machen sich ständig irgendwelche Sorgen, sie können ohne Sorgen gar nicht leben. Sie haben den Kontakt mit dem wirklichen Leben verloren und beschäftigen sich in ihrer Phantasie mit Dingen, die ihnen vielleicht passieren könnten, etwa mit Unfällen oder schweren Krankheiten.

Solche Menschen übertragen ihren Lebensstil nun auch auf ihre sexuellen Beziehungen. Da sie äußerst streng und jedem Detail verhaftet sind und überdies das zwanghafte Bedürfnis haben, ihr inneres Selbst verteidigen zu müssen, sind sie besonders verletzbar gegenüber den Anforderungen der Sexualität. Ihr Sexualleben ist untrennbar mit ihren persönlichen Schwierigkeiten verbunden, sie reagieren im sexuellen Bereich genauso wie im alltäglichen Leben. Sie geben damit ihrem Partner sowie ihrer ganzen Umwelt und sich selber schwere Probleme und Rätsel auf. Sie kommen mit ihrer Sexualität nicht zurecht, da sie für sie eine Bedrohung darstellt. Sie müssen sich vor jedem tieferen Gefühl schützen, daher wird die sexuelle Begegnung oft zu einer bloß mechanischen Angelegenheit, die alles Gefühlsmäßige möglichst auszuschalten versucht. Joseph Barnett hat beobachtet, daß solche Menschen häufig unter sekundärer Impotenz, frühzeitiger Ejakulation, verzögertem Orgasmus oder zwanghaften sexuellen Aktivitäten wie Masturbation leiden. Aber solche Probleme können sich durchaus auch bei anderen Menschen finden. Daher ist das allein noch kein Hinweis auf eine zwanghaft-besessene Persönlichkeit.

Solche Menschen leben in ständiger Angst, daß sie bloßgestellt werden könnten oder daß andere die Wahrheit über ihr Leben erfahren könnten. Genau das wollen sie vermeiden, und daher bauen sie sehr komplizierte Verteidigungsmechanismen auf. Aus diesem Grund ist auch die Intimität, die mit sexuellen Erfahrungen verbunden ist, für sie — psychologisch gesehen — bedrohlich. Je mehr sie sich auf Intimität einlassen, desto mehr fühlen sie sich in ihrer ganzen Person bedroht. Jede Nähe engt sie ein; und sie sind krampfhaft bemüht, ihre Distanz wiederzugewinnen, um sich selbst verteidigen zu können. Sexualität ist nur dann für sie ungefährlich, wenn sie völlig *unpersönlich* ist. Wo aber Sexualität mit Emotionen verbunden ist, wie das bei einer gesunden Beziehung der Fall ist, bekommen solche Menschen sehr große Schwierigkeiten. Barnett sagt, daß unsere Sexualität in einem hohen Maße unsere Bedürfnisse, Impulse und Einstellungen über uns selbst und andere zum Ausdruck bringt. Unsere sexuelle Erlebnisfähigkeit hängt weitgehend davon ab, ob wir imstande sind, unsere Wünsche und Bedürfnisse direkt auszudrücken. Die Sexualität weckt jene Gedanken und Gefühle in uns, die wir gewöhnlich nicht zulassen. Aber dieser freie Selbstausdruck und diese Offenheit den Gefühlen gegenüber sind für den zwanghaft-besessenen Menschen überaus bedrohlich.

Sie versuchen, wie gesagt, ihre sexuellen Probleme ähnlich zu lösen, wie sie ihre anderen Lebensprobleme lösen wollen. Sie hüten sich vor Gefühlen und benutzen ein psychologisches Verteidigungssystem, um ihre sexuellen Bedürfnisse von den emotionellen zu trennen. Die Folge davon ist, daß ihr sexuelles Verhalten unbeholfen, steif und ritualisiert wirkt. Das ist der einzige Stil sexuellen Verhaltens, bei dem sie sich wohl fühlen. Das bedeutet aber nicht, daß solche Menschen sexuelle Versager seien. Sie können körperlich durchaus gut reagieren, aber ihrer Sexualität fehlt doch zumeist jede Spontaneität und Lebendigkeit. Sie haben keine wirkliche persönliche Beziehung zu ihren Partnern. Sie leiden unter den Zwängen ihrer eigenen emotionalen Persönlichkeit und schützen sich vor Gefühlsregungen, die für sie bedrohlich sein könnten. Zumeist sind sie sich dessen gar nicht bewußt, wie sie auf andere Menschen wirken. Oft sind sie sehr verzweifelt, denn sie haben das Gefühl, daß sie sich sehr anstrengen, und können nicht verstehen, warum ein Partner mit ihnen nichts anfangen kann.

Ein solches ritualisiertes und unpersönliches Verhalten führt häufig zu Eheschwierigkeiten und zu Klagen über ein unbefriedigendes Sexualleben. Sexualberatung erfordert *Spontaneität* und *Offenheit,* der Berater muß bereit sein, sich selber offenzulegen. Zwanghafte Klienten bringen aber ihre typischen Abwehrmechanismen gegen jede Selbstoffenbarung in die Therapie mit. Sie sind voreingenommen, sie intellektualisieren alles oder greifen den Therapeuten häufig an, aus Angst, er könnte ihnen etwas entlocken, wodurch sie bloßgestellt werden. Mit solchen Menschen zu arbeiten ist nicht leicht, und ihre Zahl ist groß.

Barnett hat beobachtet, daß zwanghaft-besessene Menschen oft ein *Geheimleben* mit bunten Sexualphantasien führen, in das sie ihre Schamgefühle oder ihre aggressiven Impulse abdrängen können. Diese Phantasiewelt steht in einer großen Diskrepanz zu ihrem gewöhnlichen Leben. Zumeist sind sich diese Personen ihres Phantasielebens gar nicht bewußt, besonders wenn die Abwehrmechanismen sehr stark sind. Es kann sich dabei um Tagträume oder unbewußte Phantasien handeln, deren Inhalt der Klient gar nicht genau wiedergeben kann.

Nun tauchen sexuelle und aggressive Impulse häufig in diesem Geheimleben solcher Menschen auf. Aber ihre Phantasie hilft ihnen, mit diesen Impulsen, die in ihrem alltäglichen Leben und ihren sexuellen Kontakten so bedrohlich erscheinen, fertigzuwerden. Sie haben Angst vor der Feindseligkeit, die sie in einer intimen Situation an den Tag legen könnten, und so findet sie eben in ihrer Phantasiewelt Ausdruck, wo sie mit sich allein sind. Die Wurzeln dieser oft bizarren Phantasiewelt liegen zumeist in dem Konflikt, der in der Grundeinstellung des Betroffenen zum Leben begründet ist. Es ist für einen Berater schwierig, klar an diese Dinge heranzukommen, denn sie sind das Endprodukt eines langen, komplizierten psychologischen Prozesses.

Häufig leiden solche Menschen auch unter einem Konflikt zwischen Gehorsam und Rebellion. Sie geraten oft in ein starkes *Abhängigkeitsverhältnis,* weil sie den anderen von ihrem Wert überzeugen wollen. Das führt dann dazu, daß sie sich bedeutungslos fühlen, wenn keine sexuellen Anforderungen an sie gestellt werden, aber unsicher, unzulänglich und ärgerlich, wenn dies der Fall ist. Daher versuchen sie, in ihren sexuellen Beziehungen emotionale Distanz zu wahren, denn sie müssen damit ihr Abhängigkeitsbedürfnis überdecken.

Das wird meistens deutlich in der *passiven Weise,* mit der solche Menschen eine sexuelle Beziehung eingehen. Sie achten in einem solchen Fall sorgfältig darauf, daß sie dabei ja allen vermeintlichen Anforderungen und Standards genügen, denn sonst fühlen sie sich unsicher und ausgesetzt. Aber sie können ihre authentischen Botschaften vor dem Partner nicht verbergen, auch wenn sie in Distanz bleiben. Dadurch haben diese Menschen oft große

Schwierigkeiten in ihren sexuellen Beziehungen. Sie können nämlich zu anderen Personen kein ungezwungenes und herzliches Verhältnis eingehen, sie leben immer in einer bestimmten „Rolle", und das gibt ihren sexuellen Beziehungen eine Unechtheit, die sie nicht verdecken können. Sie können sich dies selbst nicht erklären, und daher ist es nutzlos, ihnen in der Beratung direkte Fragen zu stellen.

Zwanghaft-besessene Personen spüren häufig ein Nachlassen ihres sexuellen Interesses. Meistens geht das mit gewissen *Depressionsgefühlen* einher. Sie ziehen sich dann in sich selbst zurück, und damit wird auch ihr Interesse an Sexualität geringer. Der Berater muß sich hier mit den Ursachen der Depression befassen, bevor er an die anderen Probleme herangehen kann. Zwanghafte Menschen müssen jede Beziehung unter Kontrolle halten, nur so können sie sich vor den anderen schützen. Sie bringen diesen ihren Lebensstil auch in die Beratung mit. Daher greifen sie den Berater häufig an, stellen seine Kompetenz in Frage oder versuchen ihn mit gezielten Fragen von seiner Arbeit abzulenken. Sie stehen unter einem Zwang, jede Situation zu beherrschen, damit nichts Überraschendes eintritt.

Es ist für sie sehr schwierig, die Kontrolle über ihre Sexualität aufzugeben. In diesem Zusammenhang ist es nicht erstaunlich, daß Männer häufig über frühzeitige Ejakulation klagen; sie sind meist sehr besorgt darüber, haben aber keine Ahnung, was die Ursache dafür ist. Solche Männer sind voll Mißtrauen gegenüber den Frauen, denn sie leben in ständiger Angst, zurückgewiesen zu werden. Sie können es nicht ertragen, in der sexuellen Begegnung von einer Frau abhängig zu sein. Wenn ein solcher Mann nun einen vorzeitigen Orgasmus erlebt, dann wird dadurch seine Angst nur noch verstärkt. Der Berater muß sich also zunächst mit jener Angst befassen, die ihn dazu gebracht hat, einen solchen Lebensstil zu entwickeln. Hier genügen nicht bloß einige Entspannungsübungen, denn der Klient will auch hier die Situation unter Kontrolle behalten.

Es gibt auch Frauen, die ähnliche Orgasmusschwierigkeiten haben. Bei ihnen liegt das Problem meist darin, daß sie zu keinem Orgasmus fähig sind. Aber das hat nichts mit ihrer sexuellen Veranlagung zu tun, sondern vielmehr mit ihrer psychischen Situation. Auch sekundärer Impotenz begegnet man unter solchen Menschen häufig. Hier reagiert der Körper auf die Verdrängung von emotionaler Intimität und Nähe. Es drückt sich darin das Gefühl der Unzulänglichkeit in den zwischenmenschlichen Beziehungen aus. Wenn ein Ehepaar mit solchen Problemen in die Beratung kommt, hat es meist keine Ahnung von den wirklichen Ursachen seiner Schwierigkeiten.

Häufig können solche Menschen ihre sexuellen Probleme sehr gut *rationalisieren* und *intellektualisieren*. Denn damit gewinnen sie eine ausgezeichnete Distanz zu ihren Gefühlen. Es kann sein, daß sie wissenschaftliche Bücher lesen und leidenschaftlich darüber diskutieren. Das ändert aber gar nichts an den Beziehungen zu ihrem Ehepartner. Ihre Abwehrmechanismen können sehr stark ausgeprägt sein, und ein Berater muß sehr geschickt vorgehen, damit er die Hintergründe erkennen kann. Manchmal leiden solche Menschen unter zwanghafter sexueller Aktivität, die sich etwa in *Masturbation* und *Promiskuität* äußert. Aber sie erleben dabei sehr wenig Befriedigung, sie müssen diese Dinge einfach immer wieder tun. Sie reagieren damit auf andere psychische Kräfte, die mit Sexualität oft gar nichts zu tun haben. Wenn sie sich promiskuitiv verhalten, dann vermeiden sie jede engere Beziehung, ja sie isolieren sich geradezu selbst. Folglich sind diese Beziehungen nicht sehr erfüllend, sie geben ihnen wenig Befriedigung. Es gibt also eine ganze Reihe von sexuellen Symptomen, die für zwanghaft-besessene Persönlichkeiten charakteristisch sind. Was aber kann der Berater tun, um hier helfend einzugreifen?

Er muß zunächst viel Geduld haben im Umgang mit solchen Menschen, denn sie haben sehr viel verdeckten *Zorn* in sich aufgestaut. Der Berater wird diesen Zorn bald zu spüren bekommen, aber er wird lange nicht dahinterkommen, woher er stammt. Auffallen wird dem Berater, daß ihn der Klient sogleich in eine intellektuelle Diskussion hineinziehen möchte. Wenn sich der Berater darauf einläßt, dann hat er es in seiner weiteren Arbeit sehr schwierig. Der Klient versucht dann nämlich, den Berater davon abzuhalten, zu intime Fragen zu stellen. Das aber kann den Berater ärgerlich machen. Dennoch scheint es mir nicht richtig, wenn man einen solchen Klienten zu hart anfaßt oder wenn man ihn direkt mit seiner psychischen Dynamik konfrontiert, denn dann treibt man ihn nur noch stärker in seine Abwehrhaltung hinein. Wir dürfen seinen Zorn nicht noch verstärken. Der Berater muß meist sehr viele Dinge versuchen, um an seine Gefühle heranzukommen, denn der Klient verfährt mit ihm wie mit anderen Menschen. Er baut sich einen Verteidigungswall auf. Nur wenn der Berater hinreichend informiert ist, wie solche Menschen reagieren, kann er ihre Problemlage richtig verstehen, und er wird sich nicht von ihnen einfangen lassen. Nur wenn er die richtige Botschaft heraushört, kann er langsam und vorsichtig eine therapeutische Allianz mit seinem Patienten eingehen. Aber gerade hier muß er seine eigenen Reaktionen genau kontrollieren, denn sonst kann die Auswirkung auf den Klienten sehr negativ sein. Zwangsneurotische Klienten möchten uns auf Distanz halten, deshalb intellektualisieren sie ihre sexuellen Probleme. Wenn der Berater auf diese Herausforderung gefaßt ist, dann wird er weniger durch Gegenübertragungsgefühle beeinflußt sein. Er wird sich mit begrenzten Erfolgen zufriedengeben, aber dies scheint besser, als hoffnungslos in die Abwehrmechanismen des Klienten verstrickt zu werden.

8. DEPRESSION UND SEXUALITÄT

Depression ist der Hauptrivale der *Angst* in der Liste der psychologischen Symptome. Jeder Mensch erlebt früher oder später einmal Schmerz und Leid, das zum Leben einfach dazugehört. Auch wenn Angst und Depression nicht dasselbe sind, so haben beide Gefühle doch eine gewisse Ähnlichkeit. Depression ist nicht die normale, leicht erkennbare Reaktion auf einen Verlust, etwa eines geliebten Menschen, oder einen langandauernden Streß. Solche Reaktionen sind gewöhnlich zeitlich begrenzt. Depression ist viel mehr, und da fast jeder Mensch davon betroffen sein kann, ist es für einen Berater sehr wichtig, ihre Anzeichen genau zu erkennen. Vor allem auch deshalb, weil ein enger Zusammenhang besteht zwischen Depression und sexuellen Schwierigkeiten. Viele sexuelle Konflikte, ob sie nun körperlichen oder seelischen Ursprungs sind, haben depressive Folgen. Es gibt keine einfache Regel, wie der Berater mit solchen Schwierigkeiten umgehen soll. Auch hier ist ein gutes Einfühlungsvermögen für die Beurteilung sehr wichtig. Er braucht ein *diagnostisches Gespür,* um die Anzeichen einer Depression zu erkennen und sie richtig zu interpretieren. Wenn ein Berater selber häufig in solche Konflikte verstrickt ist, dann wird er sie vielleicht mißverstehen oder verzerrt sehen, nämlich unter dem Blickwinkel seiner eigenen Angst. Auch nebenberufliche Berater wie Ärzte, Seelsorger oder Lehrer sollten jedoch imstande sein, wenigstens die Grundlinien des Problems richtig zu sehen und einen zielführenden Rat zu geben.

Die Manifestationsformen der Depression werden häufig falsch interpretiert. Im allgemeinen äußert sich Depression als ein Gefühl der Traurigkeit, in der Absonderung von Freunden und Verwandten, im Nachlassen der Arbeitskraft und in der fehlenden Freude an irgendwelchen Aktivitäten. Die *Selbstachtung* eines Menschen ist davon betroffen: Er „läßt sich gehen", wie man sagt, wenn jemand überhaupt nicht mehr auf sich schaut. Schlaflosigkeit ist ein weiteres Anzeichen von Depression, der

Betreffende kann immer nur kurze Perioden schlafen und wacht immer wieder auf. Häufig folgen auch Appetitverlust und Gewichtsabnahme. Leichte Depressionen äußern sich in einem gewissen Gefühl der Stumpfheit, das Leben hat seine Spontaneität verloren, es besteht nur mehr aus Verpflichtungen. Schwere Depressionen äußern sich in Verzweiflung und in körperlichem Leiden. Depressive Symptome hängen häufig auch mit unterdrücktem Zorn zusammen, der nicht zum Ausbruch kommen konnte, den ein Mensch daher nach innen gerichtet hat. Viele Klienten drücken ihre Depression nur indirekt und symbolhaft aus. Sie klagen über Schmerzen oder eingebildete Krankheiten. Manchmal drückt sich Depression in Trunksucht und sexuellen Schwierigkeiten aus. Depressive Menschen beginnen eine sexuelle Aktivität, die nicht zu ihrem bisherigen Leben paßt. Hier ist es wichtig, daß man zwischen der exogenen und der endogenen Depression unterscheidet.

Exogene Depressionen gehen mit neurotischen Symptomen einher, mit Reaktionen von Kummer und Leid. Sie sind oft die Folge von bestimmten Krankheiten oder von Drogengenuß. Die Lebensgeschichte solcher Menschen ist häufig durch neurotische Konflikte geprägt. *Endogene Depressionen* können entweder einpolig oder zweipolig sein. Die einpolige Depression tritt im Leben später als psycho-neurotische Depression auf und ist durch ständig wiederkehrende Depressionsphasen gekennzeichnet. Die zweipolige Depression, auch manisch-depressive Reaktion genannt, besteht in einer affektiven Unordnung, bei der depressive Phasen mit pathologischer Euphorie und hypomanischer Aktivität abwechseln. Dabei spielen Erbfaktoren eine gewisse Rolle. Diese Depressionsform kann mit Lithiumcarbonat erfolgreich behandelt werden. Da diese Behandlungsweise heute viel diskutiert wird, ist es für den Berater wichtig, wenigstens etwas davon zu wissen. Wir haben es in der Beratung oft mit Klienten zu tun, die im Radio, im Fernsehen oder in den Zeitungen etwas über eine „neue" Behandlungsmethode gehört haben. Diesen Menschen müssen wir klarmachen, daß es kein magisches Rezept für ihre Probleme gibt und daß in ihrem Fall eine andere Behandlungsweise vielleicht besser ist.

Depression kann in jedem Lebensalter auftreten, und der sexuelle Bereich ist davon meist am schwersten betroffen. So können

schon kleine Kinder depressive Reaktionen zeigen, etwa wenn sie von der Mutter getrennt werden. Wir müssen sexuelle Probleme als Zeichen einer Depression im Zusammenhang mit der Entwicklungsgeschichte in der frühen Kindheit sehen. Depressive Menschen weichen in ihrem sexuellen Verhalten von den normalen Reaktionen ab. Depressive Symptome in der Kindheit können sich sehr ungünstig auf die spätere sexuelle Entwicklung auswirken. Wenn Kinder z. B. für längere Zeit von ihrer Mutter getrennt werden und sie keine Ersatzmutter haben, dann werden sie apathisch, sie essen kaum, ziehen sich von der Umwelt zurück, lachen nicht mehr und sind gegen Infektionen kaum resistent. Bei Kindern, die wenig Nestwärme erfahren haben, zeigt sich ein allgemeines *Zurückbleiben im psychomotorischen Bereich,* sie sind kaum an Selbstentdeckung interessiert, und es fehlt ihnen die natürliche sexuelle Neugierde, die normale lustvolle Selbsterotik. Das kann so weit gehen, daß sie jede Fähigkeit zu körperlicher, sensomotorischer Erfahrung verlieren. Und das alles, weil sie keine mütterliche Wärme erfahren haben. Durch diesen frühkindlichen Entzug sind ihre ganzen Erfahrungen des eigenen Selbst und ihre sexuellen Reaktionen zeitlebens beeinträchtigt. Solche Menschen werden im späteren Leben große Schwierigkeiten haben, ihren Körper zu akzeptieren, ein realistisches Selbstbild aufzubauen und mit anderen Kontakt aufzunehmen; sie werden schwer zu einem lustvollen Sexualverhalten finden.
Berater müssen über diese Zusammenhänge genau Bescheid wissen, denn sonst geben sie vielleicht einen oberflächlichen Trost in der Richtung, daß diese Schwierigkeiten sich schon von selbst erledigen werden. Eine Depression heilt niemals von selbst! Viele sexuelle Schwierigkeiten bei Erwachsenen haben ihre Wurzel in *frühen Kindheitsproblemen.* Wenn ein Bruch mit diesen frühkindlichen Erfahrungen vermieden werden kann, dann ist das für viele Menschen bereits ein großer Fortschritt. Wenn sich der Berater hier an einer Grenze sieht, dann soll er den Klienten zum Psychologen schicken, der seine Situation besser erfassen kann. Auch das gehört zum Dienst des nebenberuflichen Beraters, daß er dem Klienten sagen kann, wo er wirklich kompetente Hilfe findet. Wenn Depression bei Kindern vorliegt, dann müßte eigentlich die Mutter auch mitbehandelt werden. Es

muß also nach dem Grund gesucht werden, warum ein Kleinkind länger von der Mutter getrennt ist. Das kann der Tod der Mutter sein, es können gesundheitliche Gründe sein, oder sie kann die Familie verlassen haben. Aber es können auch andere, psychische Gründe bei der Mutter eine Rolle spielen: Sie kann seelisch krank sein, sie kann ihr Kind zurückweisen, sie kann Drogen verfallen sein, sie kann unter schwerer Depression leiden, sie kann psychopathisch oder psychotisch veranlagt sein. Alle diese Faktoren trennen sie emotionell von ihrem Kind. Entweder gelingt es in einem solchen Fall, die Mutter zu ihren mütterlichen Aufgaben zu befähigen, oder es *muß* nach einer Ersatzmutter gesucht werden.

In dieser Lebensperiode, d. h. zwischen dem dritten und dem 13. Lebensjahr, unterscheiden sich die klinischen Befunde der Depression sehr deutlich. In allen Fällen aber hat sie direkte Auswirkungen auf das Sexualverhalten. Häufig wenden sich Eltern zunächst an einen nebenberuflichen Berater, wenn sie bei ihren Kindern solche Anzeichen feststellen. Kinder können ihre depressiven Probleme dadurch ausdrücken, daß sie schlecht gelaunt sind, häufig Kopfweh haben, oft erbrechen müssen, ständig aggressiv sind oder in der Schule versagen. Andere Symptome sind, wenn Kinder zu stehlen beginnen oder wenn sie von zu Hause weglaufen, um dadurch die Aufmerksamkeit der Eltern auf sich zu lenken. Die Depression ist insofern mit Sexualität verknüpft, als sie die normale Entfaltung schwer beeinträchtigt und eine sexuelle Reife verhindert. Ein depressives Kind reagiert weniger spontan als die anderen, es hat kaum Beziehungen zu anderen Kindern. Es bleibt in einer gewissen Isolation, es beteiligt sich kaum an Gesprächen über Sexualität, noch vermag es die eigene Sexualität zu erkunden. Ein solches Kind verdrängt später seine depressiven Gefühle häufig durch Selbststimulation. Viele Eltern sehen in der *Masturbation* ein moralisches Problem, kaum aber ein Anzeichen eines innerpersönlichen Konfliktes. Wenn nun einem solchen Kind von außen Scham und Schuld aufgeladen werden, dann wird das Problem nur noch vergrößert und die Depression vertieft.

Einfühlsame Berater aber sehen das Verhalten eines solchen Kindes in einem anderen Licht, und sie können den Eltern helfen, ihr Kind zu verstehen und sein Verhalten zu ändern. Gerade für einen Seelsorger ist ein solches Verständnis sehr wichtig. Was in letzter Zeit über die Masturbation bei Jugendlichen geschrieben wurde, ist größtenteils richtig: Sie muß nicht ein Problem in sich sein, sondern kann durchaus eine neue Erfahrung ausdrücken. Nicht jede Masturbation ist Zeichen für einen Kampf gegen Depression. Denn auch das Fehlen der Masturbation — oder das fehlende Interesse am eigenen oder anderen Geschlecht — kann depressive Schwierigkeiten ausdrücken.

Depression ist für viele *Jugendliche* ein ernstes Problem. Renshaw hat gezeigt, daß die Selbstmordrate bei Jugendlichen zwischen 15 und 18 Jahren stark ansteigt. Daher ist es dringend notwendig, daß wir die depressiven Signale früher erkennen und richtig verstehen. Wie aber manifestiert sich Depression in diesem Lebensalter? Hier sind die Symptome der kindlichen Depression verstärkt; dazu gehören Schwierigkeiten in der Schule, körperliche Beschwerden, das Weglaufen von zu Hause. Ein anderes Anzeichen ist zwanghafte Masturbation, die weit über die natürliche Selbstbefriedigung in diesem Lebensalter hinausgeht. Auch ständige Promiskuität kann ein Anzeichen dafür sein, daß ein Jugendlicher gegen depressive Gefühle ankämpft. Der junge Mensch hat dann meist ein schwach entwickeltes Selbstbild, er sucht nach Popularität oder hat Angst vor dem Alleinsein. Junge Burschen können z. B. in der Spätpubertät stark unter depressiven Gefühlen leiden, was ihre Selbstachtung schwächt und ihr sexuelles Interesse verzerrt. Die Depression vermindert ihr sexuelles Gefühl und ihre sexuelle Reaktionsfähigkeit. Der Jugendliche wird dadurch verwirrt, er wird sich aus der Gruppe der Gleichaltrigen immer mehr zurückziehen. Er greift dann vielleicht zum Alkohol oder zu Amphetaminen, zu Drogen und luststeigernden Mitteln. Wenn ihm auch das keine Befriedigung bringt, dann wird seine Depression noch stärker, und seine sexuellen Schwierigkeiten vergrößern sich. Er fühlt sich als totaler Versager. Depressionen können sich in diesem Alter also sehr verschiedenartig darbieten. Der Berater sollte dieses Verhalten sehr vorsichtig und verständnisvoll zu ergründen versuchen.

Gewöhnlich ist auch Gewichtsverlust mit Depressionen verbunden. Aber Jugendliche können auch stark an Gewicht zunehmen, etwa wenn sie ihre Schwierigkeiten durch übermäßiges Essen kompensieren wollen. Das kann z. B. bei Mädchen der Fall sein, die plötzlich fett werden; sie drücken damit ihre negative Einstellung gegenüber ihrem Körper aus, sie benutzen ihre Sexualität als Tauschobjekt für soziales Akzeptiertwerden. Welchen Rat kann ein Berater in solchen Fällen geben? Er wird zunächst die körperlichen und seelischen Schwierigkeiten vorsichtig prüfen; er wird sich die Lebensgeschichte des jungen Menschen genau ansehen, um ein klares Bild von den Konfliktursachen zu bekommen. Wenn möglich, wird er auch die Familienmitglieder in die Beratung miteinbeziehen, oder er wird ihnen eine Gruppentherapie empfehlen.

In den *späteren Lebensjahren* ist Depression häufig das Ergebnis von sexuellen Schwierigkeiten. Da wir in unserer Kultur die sexuelle Potenz so hochpreisen und überschätzen, sind die ersten Anzeichen eines Nachlassens dieser Potenz ein schwerer Schock für Männer und Frauen. In unserer Sexualität bleiben wir unser Leben lang verletzbar und depressiven Reaktionen ausgesetzt. Hier ist es wichtig, daß sich Berater über den Prozeß des Alterns informieren, über dessen Auswirkungen auf die Sexualität und über die psychischen Schwierigkeiten, die dadurch entstehen können. Die wichtigste Erkenntnis scheint mir darin zu liegen, daß die Qualität der sexuellen Erfahrung sich in den verschiedenen Altersstufen verändert. Wir können Menschen im mittleren Lebensalter dadurch helfen, daß wir sie fähig machen, sich selbst und den Prozeß des Alterns anzunehmen, ohne daß sie sich dadurch in ihrer sexuellen Identität bedroht fühlen. Auch wenn viele Männer ihre sexuelle Potenz bis ins hohe Alter erhalten können, so kommt es doch meist nach dem 50. Lebensjahr zu gewissen Veränderungen. Die Reaktionsfähigkeit nimmt langsam ab, die Reaktionsphase verläuft anders. Diese biologischen Fakten können vielfältige Depressionen auslösen, obwohl sie auch Folgen von Depressionen sein können. Die Schwierigkeiten werden dann besonders groß sein, wenn ein Mann auf solche Veränderungen in seinem Körper zu wenig vorbereitet ist oder wenn er davor Angst hat. Das Problem wird nur noch größer, wenn einer dann versucht, seine Männlichkeit unter Beweis zu stellen und es den jungen Männern gleichzutun. Ein verständnisvoller Partner kann hier wertvolle Hilfe leisten, wenn es ihm gelingt, falsche Ängste auszuräumen. Wichtig ist, daß ein Klient sich mit seiner modifizierten sexuellen Reaktionsweise identifizieren kann.

Eine echte Depression verursacht *sexuelle Dysfunktionen* auf sehr verschiedene Weise. Meist ist ein vermindertes Interesse an der Sexualität Ausdruck depressiver Phasen. Auch sekundäre Impotenz kann durch Depression verursacht sein. Sie hat keine physischen Ursachen, sondern hängt mit einem stark geminderten Selbstbewußtsein zusammen. Frauen können plötzlich Orgasmusschwierigkeiten bekommen, auch wenn sie bislang keine hatten. Wenn einer zwanghaft masturbiert, um dadurch das Problem der Schlaflosigkeit zu beheben, dann können wir depressive Phasen vermuten. Andere Merkmale einer Depression sind anhaltende Promiskuität oder aber wechselnde Phasen von intensiver sexueller Aktivität und darauffolgendem sexuellen Desinteresse. Auch hier ist die Erkundung der Lebensgeschichte Voraussetzung für eine nützliche Diagnose. Der Berater soll erkennen, wie diese Schwierigkeiten entstanden sind und welchen Stellenwert sie heute haben. Viele Menschen tun sich schwer, über ihre sexuellen Konflikte oder Zweifel zu sprechen. Dies wird aber noch schwieriger, wenn sie in depressiven Reaktionen verkettet bleiben, die ihnen die ganze Lebensfreude rauben.

Depressionen haben ihre Auswirkungen auf unser Sexualleben und auf unsere ganzen Aktivitäten; und sie können vielfältige Ursachen haben. Manchmal kommen sie auch daher, daß jemand zu rasch Erfolg hat im Leben. Wer zu früh Erfolg hat, der hat nichts mehr zu erobern; er neigt dann häufig zu Depressionen. Er kann sich dadurch selbst lähmen und wird zu einem Versager. Besonders das mittlere Lebensalter, das viele Umstellungen mit sich bringt, kann für viele Menschen Depressionen auslösen. Unsere Sexualität reagiert sehr sensibel auf alle persönlichen Probleme. Wenn ein Berater sich dessen bewußt ist und wenn er seine Beobachtungen darauf richtet, kann er sehr oft hilfreiche Dienste leisten. Besonders dann, wenn Depression die Folge und nicht die Ursache jenes Verhaltens ist. Wenn Berater um die vielfältigen Erfahrungen der Menschen im mittleren Lebensalter wissen, werden sie keine altmodischen und schlecht fundierten Ratschläge geben, sondern sie werden den Menschen zu einem froheren und gesunden Leben verhelfen können.

9. ÜBERTRAGUNG IN DER THERAPIE

Eine Beratungssituation teilt die psychologischen Probleme einer Beziehung, welche intim, intensiv und sehr persönlich ist. Viele übersehen oder unterschätzen die unsichtbaren, aber sehr realen Faktoren im Wechselspiel zwischen dem Berater und dem Klienten. Gefühle der *Übertragung* und der *Gegenübertragung* sind solche Faktoren in jeder therapeutischen Beziehung. Wir dürfen sie besonders dann nicht ignorieren, wenn die Menschen mit sexuellen Problemen in die Beratung kommen. Diese meist unbewußten gegenseitigen Gefühle sind für die Beratung sehr wichtig, denn diese ist notwendigerweise sehr aufnahmebereit und intim und schafft so eine perfekte Atmosphäre für Übertragungsgefühle. Übertragung betrifft die Gefühle, die Klienten im Laufe der Therapie dem Berater gegenüber erleben. Diese Gefühle sind gewöhnlich Reaktionen auf andere Menschen, die im Leben der Klienten eine Rolle gespielt haben, etwa auf Eltern oder auf Elternersatzpersonen. Diese *Gefühle der Vergangenheit* werden nun auf den Berater übertragen, es werden also Gefühle aus der vergangenen Lebensgeschichte des Klienten in unrealistischer Weise auf den Therapeuten übertragen. Hier ist es für den Berater wichtig, zu erkennen, daß nicht er das reale Objekt dieser Gefühle ist! Sein Verständnis für das Verhaltensmuster des Klienten ist wesentlich für den Fortgang der Beratung.

Fenichel beschreibt die Übertragung etwa so: Der Klient mißversteht die Gegenwart in Ausdrücken der Vergangenheit. Anstatt sich der Vergangenheit zu erinnern, versucht er nun, ohne seine Aktion näher zu durchschauen, die Vergangenheit neu zu erleben, und zwar jetzt befriedigender als in seiner Kindheit. Er überträgt also seine früheren Verhaltensweisen in die Gegenwart. Etwas anders hat es Richard Chessick ausgedrückt: Übertragung oder „Transferenz“ ist eine Form von Widerstand, durch den ein Klient sich selbst gegen die Erinnerung und Diskussion seiner frühkindlichen Konflikte verteidigt, indem er sie neu erlebt. Zugleich bietet sie eine einzigartige

Gelegenheit, die Vergangenheit direkt zu beobachten und dabei die Entwicklung des Konfliktes zu studieren. Übertragung ist etwas sehr Kompliziertes; es gibt viel Literatur darüber, besonders aus psychoanalytischer Sicht. Da die meisten nebenberuflichen Berater sich bei Personen mit sexuellen Konflikten auf keine Langzeittherapie einlassen können, müssen sie auch keine Experten auf diesem Gebiet sein. Dennoch sollten sie wissen, wie eine Übertragung vor sich geht und wie sie sich auf die Beratung auswirkt.

Übertragung spielt in allen unseren Lebensbeziehungen eine Rolle. Wir projizieren Dinge aus unserer Vergangenheit auf gegenwärtige Menschen. Wir begegnen anderen Menschen so, wie wir es in unseren frühesten Lebenstagen gelernt haben. Wir sind uns dieser Dinge meist nicht bewußt, aber wir können nicht leugnen, daß diese unbewußten psychologischen Determinanten alle unsere Beziehungen bestimmen. Übertragung und Gegenübertragung bestimmen eine therapeutische Beziehung ähnlich wie ein elektrisches Feld, das wir zwar auch nicht sehen können, das aber dennoch spürbar da ist. Wenn ein Berater ein Gespür für die Übertragungsgefühle des Klienten bekommt, dann kann er darin dessen psychologischen Stil klarer erkennen. In der psychoanalytischen Therapie wird die Übertragung analysiert, damit der Klient unrealistische Beziehungsmuster aufgeben kann und er neue, reifere Beziehungen zu anderen Menschen entwickelt. Dabei werden die Menschen zwar nicht von ihren Übertragungsgefühlen befreit, aber es wird ihnen geholfen, die Last ihrer Vergangenheit abzulegen.

Gegenübertragungsgefühle sind ebenso bedeutsam. Das sind Gefühlsreaktionen des Beraters zu seinem Klienten. Auch diese Gefühle können positiv oder negativ sein, sie können von Faszination bis zu völliger Ablehnung reichen. Auch solche Gefühle sind sehr informativ, denn sie sagen uns eine Menge über uns selbst, sie geben uns Einblick in unseren eigenen Lebensstil und in die Tiefe unserer Beziehungen. Ein Berater muß nicht unbedingt alle seine Gegenübertragungsgefühle ausrotten und verdrängen wollen. Er muß diese Gefühle aber verstehen können, er muß ihren Ursprung erkunden, um nicht von ihnen beherrscht zu werden. Jon Meyer hat dazu folgendes bemerkt: Der Ausdruck von Reaktionsmustern, von Gefühlen und Phan-

tasien in einem bestimmten Zeitrahmen und in einem persönlichen Kontext ist die lebendige Erfahrung der Übertragung. Eine Übertragung macht unsere unerfüllten Wünsche nach Liebe und sexueller Entspannung, aber auch unsere verbotenen Aggressionsgefühle lebendig. Dieses Phänomen bietet die Gelegenheit, effektiv daran zu arbeiten. Man kann eine neurotische Konstruktion nicht nur in der Retrospektive aufdecken, wie es Sigmund Freud getan hat. Ein Berater kann sich verschiedener Techniken bedienen, um mit der Übertragung umzugehen. Er muß die tiefere Bedeutung dieser Gefühle erkunden und kann dadurch dem Klienten helfen, seine eigenen Gefühle besser zu verstehen sowie seine Erwartungen hinsichtlich einer Beziehung oder im Leben zu modifizieren.
Wenn nun in der Beratung sexuelle Schwierigkeiten zur Sprache kommen, ist das eine besondere Herausforderung. Das häufigste Übertragungsgefühl besteht darin, daß sich ein Klient in seinen Berater verliebt. Das kommt in einer therapeutischen Situation häufig vor. Wenn der Berater nun nicht weiß, was hier wirklich vorgeht, dann identifiziert er sich in selbstbetrügerischer Weise mit dem wirklichen Objekt dieser Gefühle und mißversteht das Phänomen der Übertragung. Es gibt Therapeuten, die der Ansicht sind, ein Berater sollte diese erotischen Gefühle des Klienten beantworten. Aber diese weitverbreitete Meinung ist nicht nur ethisch, sondern auch psychologisch nicht unproblematisch. William Masters hat die Meinung vertreten, ein Berater, der sich auf sexuelle Beziehungen mit einem Klienten einläßt, handle wie ein Räuber. Und die Gerichte sollten solche Beziehungen auch ähnlich bewerten. Denn er benutzt einen verletzbaren Menschen in der Therapie zu seinem persönlichen Vorteil. Dies mag ethisch verwerflich sein, das fundamentale psychologische Fehlverhalten liegt aber darin, daß er die erotische Komponente einer Übertragungs- und Gegenübertragungsbeziehung falsch versteht. Er begeht einen beruflichen Kunstfehler.
Ein Klient mag sexuelle Gefühle gegenüber seinem Therapeuten entwickeln, und umgekehrt mag ein Therapeut sexuelle Gefühle zum Klienten haben. Aber es ist eine Voraussetzung einer guten Beratung, diese Gefühle klar zu sehen. Wenn der Berater diesen Gefühlen nachgibt, handelt er nicht mehr als Therapeut! Keine nachträgliche Rationalisierung kann sein Verhalten rechtferti-

gen. Denn die erotische Befriedigung ist nur der scheinbare Wunsch des Klienten, wenn er dem Therapeuten gegenüber Übertragungsgefühle entwickelt. Das Ergebnis ist dann häufig Haß auf den Therapeuten, wenn dieser das erfüllt, was der Klient nur scheinbar möchte. Dies zerstört die Beziehung und lädt dem Klienten nur zusätzliche Schwierigkeiten auf. Die Erkundung und die Interpretation der Übertragung sowie die Identifizierung der frühkindlichen Bestrebungen setzen einen disziplinierten Berater voraus, der sowohl sensibel als auch genügend informiert ist. Jon Meyer hat darauf aufmerksam gemacht, daß *helfende Berufe* spezifische Probleme mit sich bringen. Dies gilt im besonderen bei der Sexualberatung, denn Sexualität ist ein vielschichtiges Phänomen, das immer den anderen Menschen miteinbezieht. Er meint, eine Beratung sei dann am erfolgreichsten, wenn die Lebensgeschichte des Klienten und seine Sexualphantasien offen zur Sprache kommen.
Der Berater muß sich zumindest mit einigen aufgeworfenen Themen identifizieren können, damit er trotz der entstehenden Übertragungsgefühle erfolgreich arbeiten kann. Wenn einer die schmerzliche Erfahrung eines frühen Verlustes nicht überwunden hat oder wenn er bei seinen Eltern große emotionale Distanz erlebt hat, dann wird er ständig Schwierigkeiten haben, der Erfahrung einer reifen Intimität vertrauen zu können. Dieses *Leid* muß nun bearbeitet werden, denn der Klient drückt seine ständige Angst aus, wieder einen Verlust zu erleiden oder durch eine menschliche Beziehung erneut in die Isolation gedrängt zu werden. Der Berater muß damit rechnen, daß er in dieser Behandlungsphase sowohl mit dem Gefühl der Isolation als auch mit dem Zorn darüber konfrontiert wird. Hier ist die Zuverlässigkeit des Therapeuten Voraussetzung für eine gute Therapie. Jon Meyer meint auch, daß vieles von dem sexuellen Material, das in der Beratung zutage tritt, „ödipal" eingefärbt sei. Viele Bestrebungen des Therapeuten dienen nicht nur seiner persönlichen Befriedigung, sondern sie sind auch durch Konflikte mit anderen Klienten und anderen Personen aus seinem Leben geprägt. Wenn sich ein Berater dieser komplexen Übertragungsgefühle nicht hinreichend bewußt ist, wird er schwerlich die verschiedenen Arten des emotionalen Wechselspiels verstehen, die im Lauf der Therapie möglich sind.

Das mag eine besondere Schwierigkeit für solche Leute sein, die sich in der Sexualberatung engagiert haben. Sie sind vielleicht besonders verletzbar für diese Art von Phantasien, und sie fühlen sich von manchen ihrer Patienten unter Druck gesetzt, die lieber als Verbündete und Helfer des Beraters fungieren wollen, als an ihren eigenen Problemen zu arbeiten. Manche Berater haben auch mit Klienten zu tun, die ständig ihre Partner wechseln, die sich der Gruppe der „Swingers" zuzählen. Sie behaupten, ihr Leben sei voller Beziehungen. Sicherlich spiegeln sich auch darin frühe Lebenskonflikte wider. Jon Meyer sagt dazu: Der „Swinger" geht kein großes Risiko ein. So läßt er sich auf ein neurotisches Sexualleben ein, denn das gibt ihm viel mehr Erfüllung als ein therapeutischer Prozeß. Er befriedigt damit seine narzißtischen Gefühle. Ein Berater muß sehr genau hinsehen, welche Faktoren im Leben eines „Swingers" mitspielen. Er muß auf die möglichen Übertragungsgefühle achten, die bei ihm entstehen können und die vielleicht einiges an Konfliktmaterial enthalten. Unvorsichtige Berater können hier leicht in diese Phantasien hineingezogen werden, doch dann können sie keine therapeutische Hilfe mehr geben.

Ein schwierige Sache ist es, wenn Berater mit Menschen arbeiten müssen, die nach einer *Verhaltenstherapie* mit sexuellen Problemen zu ihnen kommen. Wenn Berater die Behandlung von sexuellen Problemen auf Methoden der Verhaltenstherapie beschränken, dann ignorieren sie zumeist das Problem der Übertragung. Das bedeutet aber nicht, daß solche Übertragungsgefühle nicht vorhanden wären. Denn bloßes Ignorieren ändert nichts an der Macht dieser Gefühle. Die Klienten merken von diesen Gefühlen zunächst vielleicht gar nichts, vielleicht bemerken sie sie erst am Ende einer erfolgreichen Verhaltenstherapie, die ja behavioristisch orientiert ist. Wahrscheinlich merkt aber auch der Klient, daß er zuerst einen gewissen inneren Widerstand verspürt, ein Problem systematisch aufzuarbeiten. Jon Meyer ist der Ansicht, daß diese Dinge immer häufiger auf uns zukommen werden, je mehr Verhaltenstherapie bei sexuellen Schwierigkeiten angewandt wird.

Wenn die Klienten die Notwendigkeit einsehen, diese vielen Widerstände zu überwinden, dann kommen sie meist in die Therapie zurück. Dabei sollten dann drei Dinge beachtet werden: Eine *Rückkehr in die Therapie* kann bedeuten, daß einer eine echte persönliche Schwierigkeit jetzt besser verstehen kann. Zweitens kann sie durch Übertragung verursacht sein, und drittens kann sie mit dem Problem der Isolation zusammenhängen. Wenn der Klient zu seinem ersten Berater zurückkommt, dann könnte die Überweisung an einen anderen Berater günstig sein. Wenn der erste Berater den Klienten aber wieder annimmt, dann sollte er sich dieser Faktoren bewußt sein, besonders der Problematik der Übertragung. Es wäre naiv, zu meinen, daß ein Berater jede Beziehung in einem strikt objektiven und gefühlsfreien Rahmen halten könnte. Es geschieht immer etwas zwischen zwei Menschen, besonders wenn sie sich über intime Probleme der Sexualität miteinander aussprechen. Der Klient und der Berater sind keine Maschinen, sondern lebendige Wesen. Als solche werden sie von emotionalen Impulsen gesteuert, die sie einander mitteilen. Auch wenn der Therapeut die Auswirkungen einer Übertragung gering halten möchte, so muß er sich ihrer doch bewußt sein, und er sollte die unbewußten Bestrebungen erkennen können, die sich darin ausdrücken. Besonders nebenberufliche Berater müssen darauf achten, die Anzeichen einer Übertragung rechtzeitig zu erkennen und richtig darauf zu reagieren. Sie müssen sich auch darüber klarwerden, wie intensiv sie sich mit einem Klienten einlassen wollen, mit dem sie nur für kurze Zeit arbeiten. Die Forderung ist sehr leicht ausgesprochen, daß wir uns persönlich ganz auf den Klienten einlassen sollen und daß wir uns ganz für ihn öffnen. Aber dieses etwas romantische Ideal der Beratung funktioniert gerade in der Sexualtherapie nicht immer. Denn es gibt derart viele Möglichkeiten der Übertragung und der Komplikation, daß sich ein Berater oft überfordert fühlt.

Wir sollen als Berater nur so weit gehen, wie wir es vor unserem eigenen *ethischen Wertsystem* verantworten können, ohne dabei Würde und Anstand zu verlieren. Es hilft dem Klienten wenig, wenn wir uns Hals über Kopf auf ihn stürzen, dann aber schon bald nicht mehr weiterkönnen. Denn sobald wir den Prozeß der Übertragung und Gegenübertragung erkennen, müssen wir auch Zeit haben, diesen Prozeß durchzuarbeiten. Wir müssen den Stil unserer Beratung den realistischen Möglichkeiten einer Situation anpassen. Je mehr ein Berater Gespür bekommt für den Prozeß der Übertragung und Gegenübertragung, umso besser wird er die Signale erkennen können, die auf die wahren Gefühle dahinter hinweisen. Je früher er die unbewußten Botschaften des Klienten verstehen kann, desto eher kann er über die weitere Beratungsmethode entscheiden. Sigmund Freud war freilich der Meinung, ein Therapeut sollte sich so lange wegen Übertragungen keine Sorgen machen, als sie ihm nicht ernste Schwierigkeiten bereiten. Aber heute sind wir vorsichtiger, als Freud es war.

Der Berater wird sicher in Schwierigkeiten kommen, wenn er so tut, als ob es Übertragungsgefühle gar nicht gäbe. Ein naiver Berater wird gar nicht erkennen können, woher die Schwierigkeiten kommen. Er wird die Wünsche des Klienten falsch interpretieren, er wird sich in Selbstverteidigung verwickeln und damit die Therapie aus der Hand geben. In einer *Kurzzeittherapie* ist es ziemlich schwierig, die Anfänge von Übertragungsgefühlen zu erkennen und sie rechtzeitig durchzuarbeiten. Oft muß eine Therapie abgebrochen und zu einem späteren Zeitpunkt wieder aufgenommen werden, wo dann die entdeckten Probleme besser verarbeitet werden können. Jeder Berater muß also ein gewisses Verständnis für diese Übertragungsgefühle haben. Er braucht zwar kein Fachmann für psychodynamische Prozesse zu sein, um solche Gefühle zu erkennen, aber er muß zumindest sehen, daß diese Gefühle aus der Vergangenheit des Klienten stammen und nicht direkt an ihn gerichtet sind.

Eine häufige Form von Übertragung und Gegenübertragung ist das Aufkommen von *sexuellen Gefühlen* zwischen Klienten und Therapeuten. Das ist ein ganz natürliches Phänomen, und einige Therapeuten sind höchst erfreut darüber, daß sie sexuell reagieren und den Klienten zu sexueller Reaktion herausfordern können. Sie spüren dabei vielleicht einen gewissen Nervenkitzel des Risikos und des Neuen. Aber Therapie ist nicht zur Unterhaltung des Beraters da! Nebenberufliche Berater reagieren darauf sehr verschieden. Manche sind schockiert über ihre eigenen sexuellen Reaktionen, sie fühlen sich schuldig und versuchen sie zu unterdrücken. Manchen fällt es schwer, über ihre eigenen sexuellen Reaktionen zu sprechen. Sie versuchen sie einfach zu ignorieren. Aber das sind durchwegs natürliche Reaktionen, wenn man mit einem Klienten so intim zusammenarbeitet. Das kann nicht einfach als moralisch schlecht oder pervers eingestuft werden. Wenn eine intensive Beziehung da ist, dann reagieren zwei Menschen aufeinander, ob sie wollen oder nicht, und Sexualität ist eben ein Teilbereich dieser Reaktion. Wir können das Vorhandensein von sexuellen Gefühlen nicht leugnen. Berater sollten genau darauf achten, damit sie sehen, ob sie in eine Gegenübertragung mit dem Klienten verwickelt sind. Sie müssen sich auch über die erotischen Aspekte der Übertragung klarwerden, damit sie in der Beratungssituation nicht ihre eigenen sexuellen Gefühle ins Spiel bringen. Leon Saul sieht es als einen Fehler an, wenn man den Klienten ermutigt, im Therapeuten eine Quelle für die Erfüllung seiner sexuellen Wünsche oder seines Liebesbedürfnisses zu sehen. Das ist eine Sackgasse, denn auf diese Weise hilft der Berater seinem Klienten nicht weiter. Er muß ihm vielmehr einen Weg zeigen, wie er in seinem realen Leben die Erfüllung seiner Bedürfnisse finden kann. Er muß ihm helfen, seine inneren Blockierungen abzubauen.

Wir müssen die *erotischen Gefühle* der Übertragung, die eine sexuelle Antwort erwarten, noch näher betrachten. Das sind Gefühle aus der vergangenen Lebensgeschichte des Patienten. Der Berater muß es dem Klienten erlauben, diese Gefühle aus der Vergangenheit in die Gegenwart zu holen, damit er sie überhaupt verstehen kann. Er ist also ein Ersatz für die Eltern; meistens wird darin eine unbewußte inzestuöse Beziehung deutlich. Auch wenn der Klient offen sagt, daß er eine Zuneigung zum Therapeuten empfindet, so meint sein Unterbewußtsein doch eine andere Person. Der Liebeswunsch des Klienten ist nichts anderes als der Liebeswunsch des kleinen Kindes an die Eltern. Jede sexuelle Geste des Therapeuten ist eine Geste der Mutter oder des Vaters an das kleine Kind. Und jedes sexuelle Element in der Person des Beraters kann für das kleine Kind bedrohlich werden. Wenn der Therapeut sexuell reagiert, dann verstärkt er nur die Übertragungsgefühle des Klienten. Aber dieser muß gerade aus diesen Übertragungsgefühlen herauskommen, denn solange er darin bleibt, kann er keine generellen Fortschritte machen. Leon Saul meint, daß sich hinter den sexuellen Wünschen an den Therapeuten meist tief unterdrückte Gefühle der Feindschaft und der Schuld verbergen. Ein Berater soll sich sehr wohl bewußt sein, daß ein Klient in seinem Unterbewußtsein wahrscheinlich das Gegenteil meint, wenn er ihm sexuelle

Liebeswünsche entgegenbringt. Diese Feindseligkeit kommt aus dem Gefühl der Abhängigkeit, der Schwäche und der erotischen Frustration. So läuft ein Berater leicht Gefahr, solche erotische Übertragungsgefühle falsch zu interpretieren. Dann aber kann er kaum eine Hilfe leisten. Es sind also keineswegs nur moralische Gründe, warum wir in bezug auf Übertragungsgefühle sehr vorsichtig sein sollten. Für den Berater ist es wichtig, daß er mit dem gesunden Teil des Ichs des Klienten eine Beziehung eingeht. Denn nur auf diesen gesunden und kraftvollen Teil der Persönlichkeit des Klienten können wir unsere Hilfe aufbauen. Dies aber gelingt nur, wenn wir uns der möglichen Übertragungsgefühle voll bewußt sind.

10. SEXUELLE PROBLEME IN DER EHE

Jeder Berater hat oft mit verheirateten Paaren zu tun. Dabei kommen häufig sexuelle Probleme zur Sprache. Es gibt heute fast so viele Heilmittel für sexuelle Probleme, als es Beispiele *entpersonalisierter Sexualität* gibt. Aber auch hier soll sich der Berater nicht übermäßig auf das sexuelle Problem konzentrieren, sondern er soll auch die Beziehung sehen, in der die beiden Partner zueinander stehen. Nur naive Berater sind der Ansicht, daß man eine problembeladene Ehe dadurch heilen könne, indem man den Partnern einige sexuelle Anweisungen gibt. Diese Ansicht wird noch durch viele Bestseller auf dem Buchmarkt verstärkt. Solche Bücher werden deswegen gerne gekauft und gelesen, weil Frauen und Männer nach einem einfachen Weg suchen, um ihre tieferliegenden Probleme zu lösen. Aber diese Bücher versprechen nicht bloß mehr Freude an der Sexualität, sondern sie versprechen auch eine bessere Beziehung in der Ehe selbst. Der Berater wird wissen, daß die sexuellen Probleme in einer Ehe Symptome für tieferliegende Schwierigkeiten sind. Auch wenn die sexuellen Probleme interessant erscheinen, wird der Berater sehr genau auf die nicht artikulierten Dinge achten. Er muß ein Gespür dafür haben, wie die beiden Partner zueinander stehen und welche persönlichen Schwierigkeiten sie ausdrücken.

Viele Klienten sind beunruhigt wegen ihrer sexuellen Probleme. Sie wissen nicht, daß sich so ihre *unbewußten Konflikte* artikulieren. Aufgabe des Beraters ist es nun, diese Probleme zu übersetzen, um die tieferliegenden Wurzeln freizulegen. Ein Berater muß immer beide Seiten hören. Er ist vielleicht zunächst geneigt, sich mit dem Partner zu identifizieren, der am meisten klagt und leidet. Derjenige, der zuerst in die Beratung kommt, versucht gewöhnlich, den Berater für sich zu gewinnen. Das kann bei sexuellen Schwierigkeiten sehr gefährlich sein. Denn der Berater kann bereits Partei ergreifen, bevor er noch beide Partner angehört hat. Wenn beide Ehepartner in die Beratung kommen, dann klagen sie sich zunächst einmal gegenseitig an und geben jeweils dem anderen die Schuld für ihre sexuellen Schwierigkeiten. Nun lassen sich die angeschnittenen Probleme meist nicht in einer kurzen Sitzung oder in wenigen Beratungsstunden lösen. Hier muß der Berater darauf achten, *wie* die Partner miteinander umgehen und wie sie einander die Schuld geben. Denn die Art und Weise, wie sie miteinander umgehen, gibt uns einen wichtigen Schlüssel in die Hand, um die symbolische Bedeutung ihrer sexuellen Konflikte zu erkennen und ihnen zu helfen, damit fertigzuwerden.

Wer in der Eheberatung einige Erfahrung hat, der wird verstehen, daß die Menschen ein erstaunlich deutliches *Kommunikationssystem* haben, das sogar Außenstehende gewisse Schwierigkeiten leicht erkennen läßt. Jeder sendet Signale zum anderen, die auf nicht-rationaler Ebene aufgenommen werden. So können unreife Menschen sehr leicht andere unreife Menschen finden, ohne sich dabei viel anstrengen zu müssen. Sie tun sich zusammen oder heiraten, aber nicht um eine stabile Beziehung aufzubauen, sondern um ihre eigene Unreife damit zu überdecken oder um einem kindlichen Bedürfnis nachzukommen. Neurotische Menschen finden sehr schnell einen anderen Neurotiker, der ihre Bedürfnisse zu befriedigen scheint. Auch wenn nicht jede Ehe so komplementär verläuft, so muß ein Berater doch darauf achten, welche *zwischenmenschliche Dynamik* unter den beiden Partnern gegeben ist. Charles Llewellyn hat vorgeschlagen, ein Berater solle sich folgende Fragen stellen: Welchen *Vorteil* bringt die Partnerschaft für jeden der beiden, auch wenn sie sexuelle Schwierigkeiten miteinander haben? Warum wird diese Beziehung fortgesetzt trotz der intensiven Schwierigkeiten? Warum kommen diese Menschen zu mir? Die Beantwortung dieser Fragen kann für die weitere Beratung sehr nützlich sein. Llewellyn hat verschiedene *Personentypen* beschrieben, die auf Grund ihrer eigenen psychologischen Schwierigkeiten eine gestörte Partnerschaft eingehen. Er zählt folgende Personentypen auf:

1. Die *narzißtische Persönlichkeit*: Ein narzißtischer Mensch fällt im allgemeinen nicht sehr auf, er erscheint als gut angepaßt. Er kann zwar sehr von sich eingenommen sein, aber das scheint durchaus normal. Meist schätzen wir es nicht sehr, daß er keinen

Unterschied macht zwischen sich selbst und seiner Außenwelt. Denn alles in der Welt existiert für ihn, und er ist die meiste Zeit seines Lebens damit beschäftigt, seine eigenen Bedürfnisse zu befriedigen. Auch wenn er manchmal eine großzügige Tat vollbringt, steht doch meistens die Absicht dahinter, daraus wieder irgendwelchen persönlichen Vorteil zu gewinnen. Wenn ein solcher Mensch eine Ehe eingeht, dann erwartet er von seinem Partner, daß dieser seine Bedürfnisse vollkommen erfüllt. Es ist für ihn gar keine Frage, daß seine Bedürfnisse immer zuerst kommen und daß sein Partner dafür dazusein hat. Solche narzißtische Lebenseinstellungen treten klar dort zutage, wo sich der Partner eines solchen Menschen in der sexuellen Beziehung vollends frustriert und links liegengelassen fühlt. Der narzißtische Mensch will immer Lust bekommen, aber er will keine schenken. Solche Menschen suchen sich häufig unreife Partner, die sich in der Ehe große emotionale Unterstützung erwarten. Aber es dauert meist nicht lange, bis die gegenseitigen Schwierigkeiten zutage treten.

Auch der sexuelle Bereich drückt nun die *totale Selbstbezogenheit* eines solchen Menschen aus. Aber Sexualität ist dabei nicht das eigentliche Problem. Wenn nun der benachteiligte Partner klagt, daß die Beziehung einseitig sei, dann haben wir mit ihm meist viel Mitgefühl; aber die Sache ist nicht so einfach. Es genügt nämlich nicht, diesen Partner zu ermutigen, eine Balance zwischen ihren emotionalen Bedürfnissen zu finden. Narzißtische Menschen werden eine solche Forderung gar nicht verstehen, denn sie können gar nichts anderes erfassen als ihre eigenen Bedürfnisse und Wünsche. Nun läßt sich in der Beratung eine narzißtische Persönlichkeit gar nicht so schnell erkennen, wenn eine Partnerschaft emotional gestört ist. Daher sollte der Berater auf andere Bereiche des Lebens achten, wo er vielleicht narzißtische Züge erkennen kann. Solche Menschen stehen unter dem Zwang, immer an erster Stelle zu stehen, und dieser Zwang hält die beiden fest zusammen. Narzißmus ist eine Störung der Persönlichkeit und deshalb schwer zu behandeln. Es müssen also die persönlichen Schwierigkeiten der beiden Partner behandelt werden. Das scheint viel wichtiger, als irgendwelche sexuellen Arrangements vorzuschlagen, die dann nicht funktionieren. Es ist auch gar nicht so leicht, Anweisungen in bezug auf das

Sexualleben zu geben. Es geht vielmehr darum, die Probleme der gesamten Persönlichkeitsstruktur zu sehen.

2. Die *zurückgezogene Persönlichkeit*: Zurückgezogene Menschen gehen häufig eine Ehe ein, um sich aus ihrer Situation der Einsamkeit zu befreien. Sie waren zu Hause extrem abhängig und von anderen beherrscht und sehen die Ehe nun als einen Bereich der Freiheit nach einer langen Periode des Gefangenseins. Diese Menschen haben Angst vor der Selbstbehauptung und vor ihrem eigenen aggressiven Verhalten. Deswegen konnten sie sich zu Hause nicht unabhängig machen. Sie haben Schwierigkeiten, ihre eigenen Gefühle zu verstehen und auszudrücken, und sie haben Angst vor jeder Beziehung, die von ihnen etwas fordert. Es ist schwierig für sie, von einem anderen abhängig zu sein oder einem anderen zu erlauben, von ihnen abhängig zu sein. Denn dann fürchten sie, die emotionale Kontrolle über die Situation zu verlieren. Sie haben das ängstliche Gefühl, ihre eigene Identität könnte dadurch untergraben werden oder sie könnten von einem anderen manipuliert und ausgenützt werden. Diese unbewußte Dynamik tritt in einer solchen Ehe immer mehr zutage. Sie werden dann mit sexueller Frigidität oder Impotenz zu kämpfen haben, oder sie entwickeln einen Widerwillen gegen sexuelle Beziehungen. Aber auch hier darf das Problem nicht auf die sexuelle Beziehung allein beschränkt werden. Der Berater muß auch hier die anderen Aspekte der Persönlichkeit eines solchen Menschen sehen, denn wenn er sich nur auf die Sexualität beschränkt, verzerrt er das Problem. Es müssen also zunächst die fundamentalen emotionalen Probleme geklärt werden, bevor die sexuellen Schwierigkeiten behandelt werden können. Auch hier müssen wir die psychologischen Faktoren bedenken, die diese beiden Menschen zusammengebracht haben. Nur eine Langzeittherapie kann die beiden tiefer in ihre eigene Personstruktur hineinführen und ihnen helfen, mit ihren sexuellen Schwierigkeiten fertigzuwerden. Es geht also zunächst darum, das Selbstbewußtsein der zurückgezogenen Persönlichkeit zu stärken.

3. Die *kompetitive Persönlichkeit*: Viele Menschen werden in ihrer Entwicklung dazu konditioniert, mit anderen immer im Wettstreit zu liegen. Wir nennen dies ein „kompetitives Verhalten“. Alle ihre Aktivitäten sind davon bestimmt, auch ihr Sexualleben in der Ehe. Das ist nun gar kein ungewöhnliches

Problem, auch wenn es bei den meisten Ehekonflikten nicht erkannt wird. Die beiden Partner merken vielleicht, daß sie immer darauf aus sind, einander zu besiegen, einander herabzusetzen oder ihren emotionalen Vorteil aneinander zu messen. Ein solches Verhalten scheint oberflächlich betrachtet ganz normal zu sein. Kompetitive Menschen spüren häufig in sich den Zwang, immer der erste sein zu müssen. Sie kompensieren damit aber ein tieferliegendes Gefühl persönlichen Ungenügens. Dieses Gefühl bestimmt ihr Leben, und es treibt die beiden auch in sexuelle Probleme in der Ehe. Diese kompetitive Dynamik wirkt sich sehr nachteilig für das Sexualleben aus. Ein solcher Mensch sucht sich meist einen Ehepartner, den er leicht besiegen kann. Dieser Partner spürt in sich vielleicht den Drang, erniedrigt zu werden, oder er ist erschrocken über diese einseitige Beziehung in seiner Ehe. Auch hier müssen wir diesen Menschen zuerst helfen, ihre unbewußten Bestrebungen zu erkennen und daran zu arbeiten, bevor wir die sexuellen Schwierigkeiten beheben können.

4. Die *sadistische Persönlichkeit*: Sadistische Menschen gestalten ihr Leben so, daß sie ihre Feindseligkeit gegen alle um sich herum ausdrücken. Eine solche Veranlagung benötigt eine lange und tiefgehende psychiatrische Behandlung. Denn sadistische Menschen können sexuelle Befriedigung nur erlangen, wenn sie ihrem Partner Schmerz zufügen. Sie behandeln ihren Partner äußerst roh, ja sie verletzen ihn seelisch und körperlich. Sie benötigen diesen inneren Drang des Schmerzzufügens, um sexuelle Erfüllung erleben zu können. Wenn nun ein Paar von solcher Gewalttätigkeit berichtet, dann sollte der Berater hellhörig werden, ob hier nicht bei einem oder beiden Partnern pathologischer Sadismus vorliegt. Die sexuelle Dimension des Sadisten ist auch hier wiederum nur der Ausdruck für tiefere persönliche Störungen. Es müssen in einer Beratung die langen und komplizierten Wurzeln des sadistischen Verhaltens freigelegt werden, bevor einer solchen Ehe überhaupt geholfen werden kann. Es ist für diese Menschen überhaupt keine Hilfe, wenn man ihnen einredet, sie sollten zärtlicher zueinander sein und mehr Verständnis füreinander haben. Sobald wir ernste Hinweise auf sadistische Züge bekommen, sollten wir uns klar sein, daß hier eine weitergehende psychologische Hilfe notwendig ist, meistens eine Überweisung an einen Psychologen oder Psychiater.

5. Die *masochistische Persönlichkeit*: Masochisten versuchen, ihre Schuldgefühle zu überwinden oder bei ihrem Partner Annahme und Vergebung zu erlangen, indem sie ständig Dinge tun, die sie selbst erniedrigen. Sie tadeln sich andauernd selbst oder versetzen sich in die Rolle eines Schurken. Sie müssen daher ständig für ihre „Schuld" büßen. Sie benötigen den Partner, sie wollen von ihm sexuell mißbraucht, geschlagen oder mit ordinären Worten verletzt werden, damit sie überhaupt sexuell erregt werden können. Wenn wir solche Hinweise erhalten, müssen wir uns bewußt sein, daß wir es mit einem Grundproblem der ganzen Persönlichkeitsstruktur zu tun haben. Die Behandlung muß sich auf den ganzen Menschen beziehen. Aufgabe des Beraters ist es, daß Problem aufzudecken und abzugrenzen und die Klienten zu einer Langzeitbehandlung zu bewegen. Auch hier wird meist eine Überweisung an einen Psychiater oder Psychologen notwendig sein.
6. Die *zwanghaft-besessene Persönlichkeit*: Solche Menschen, deren Leben voller Rituale und Wiederholungszwänge ist, bringen dieses Gepäck in die Ehe und folglich auch in ihre sexuellen Beziehungen mit. Und sie müssen ihr *Ritual* auf exakte Weise ausführen, anders können sie gar keine sexuellen Beziehungen aufrechterhalten. Aber dies ist nur ein Aspekt des Verhaltensmusters der zwanghaften Persönlichkeit. Da gibt es noch viele andere Aspekte in ihrem Leben. Solche Menschen sind ständig mit inneren Kämpfen und wirren Gedanken beschäftigt, so daß sie kaum Zeit haben für irgend etwas anderes. Es ist einleuchtend, daß sie in der Ehe meist sexuelle Schwierigkeiten bekommen. Sie müssen vor einer sexuellen Begegnung alles genauestens vorbereiten. Das kann beim Partner bereits Mißbehagen hervorrufen, so daß die Freude an der Sexualität erheblich gemindert wird. Auch hier genügt es nicht, wenn der Berater solchen Menschen neue Regeln für ihr Sexualverhalten mitgibt. Er muß vielmehr die tiefere Personstruktur dieser Menschen erkennen. Häufig sind sie auf irgendeine Angst fixiert, etwa daß sie ihren Partner mit einer venerischen Krankheit anstecken oder diese von ihm bekommen könnten. Das verträgt sich aber nicht mit einer freien und spontanen Sexualität. Auch hier ist eine therapeutische Langzeithilfe nötig. Ich habe im 7. Kapitel dieses Buches ausführlicher über diesen Charaktertyp gesprochen.

7. Die *exhibitionistische Persönlichkeit:* Auch Exhibitionismus ist ein psychologisches Problem, das durch die Ehe niemals geheilt wird. Männer sind häufiger als Frauen davon betroffen. Es sind meist unsichere Persönlichkeiten, die eine Bestätigung für ihre Rolle als Mann oder Frau benötigen. Sie drücken ihre inneren Konflikte dadurch aus, daß sie ihre Genitalien anderen offen zeigen. Auch die tieferliegenden Schwierigkeiten des exhibitionistischen Verhaltens können nicht durch verbales Zureden beseitigt werden. Exhibitionisten brauchen eine psychiatrische Behandlung. — Eine weitere Form des Exhibitionismus finden wir bei hysterischen Frauen, die oft sehr verführerisch erscheinen. Sie ziehen sich sehr aufreizend an und sind ständig dabei, zu flirten. Sie ziehen die Aufmerksamkeit der Männer auf sich, aber sie sind zu keiner echten sexuellen Erfahrung fähig. Trotz ihres verführerischen Verhaltens wollen sie nichts anderes als die väterliche Zuwendung von seiten eines reifen Ehepartners. Das brauchen sie mehr als Sexualität. Trotz ihres verführerischen Verhaltens und ihrer gekünstelten Erotik sind sie sexuell unansprechbar! Ihr exhibitionistischer Selbstausdruck ist manchmal für Männer recht angenehm, die sich bei solchen Frauen sehr bestätigt fühlen. Wegen dieser Bestätigung gehen sie vielleicht eine Beziehung mit ihnen ein, obwohl das Sexualleben mit ihnen nicht zufriedenstellend ist. Auch hier muß der Berater in der aufreizend erotischen Frau das „kleine Mädchen" sehen, das intensive Hilfe benötigt.

8. Die *phobische Persönlichkeit:* Phobische Menschen leiden unter einer Neurose, die sie von den wahren Quellen ihrer Angst fernhält und die diese Quellen in der äußeren Umwelt sucht. Es ist weniger erschreckend, auf eine hohe Leiter hinaufzusteigen, als direkt mit seinen eigenen Konflikten konfrontiert zu werden. Phobische Schwierigkeiten wirken sehr lähmend. Wenn solche Menschen eine Ehe eingehen, dann projizieren sie einen Großteil ihrer Angst in die Umgebung, in der sie leben. Als Folge davon haben sie enorme Schwierigkeiten mit jeder Art von Intimität, denn die Nähe macht ihnen Angst, daß sie in einem drohenden Konflikt unterliegen könnten. Wenn eine Frau z.B. Angst hat, Kinder zu bekommen, da sie unter traumatischen Eindrücken leidet, wird sie vielleicht vor einer sexuellen Beziehung zurückschrecken. Sie projiziert dann in die Sexualität jenen ungelösten

Konflikt, der in ihr ständig da ist. Es müssen also zuerst die inneren Konflikte eines solchen Menschen verstanden und geheilt werden, bevor man etwas für die sexuellen Schwierigkeiten tun kann. Ein Berater wird immer einen solchen Konflikt vermuten, wenn die Klienten ihm Angst vor sexuellen Beziehungen gestehen.

9. *Schwer gestörte Menschen:* Auch psychotische Menschen beginnen häufig eine Ehe. Ihre zutiefst ungeordnete Persönlichkeit drückt sich klar aus in ihren sexuellen Schwierigkeiten. Sexualität ist dann nur ein anderer Aspekt ihrer zutiefst gestörten Kommunikation im alltäglichen Leben. Auch hier muß der Berater sich zunächst diesen fundamentalen Persönlichkeitsstörungen zuwenden, bevor er die sexuellen Schwierigkeiten behandeln kann. Es ist zwar sehr schwierig, mit psychotischen Menschen zu arbeiten, aber Berater sollten auch darauf gefaßt sein.

Allgemein gesprochen muß ein Berater fähig sein, die symbolischen Zeichen der sexuellen Probleme zu verstehen, die ihm vorgelegt werden. Nicht alle diese Probleme können einem Personentyp zugeordnet werden, wie ich sie dargestellt habe. Aber wir haben damit eine gewisse Richtlinie für die Zuordnung einzelner Symptome und für unser Suchen nach tieferen Wurzeln. Wir werden uns in der Beratung allerdings hüten, solche Probleme zu vereinfachen. Andererseits müssen wir bedenken, daß nicht alles, was sexuell ausgedrückt wird, auch ein sexuelles Problem ist! Es ist zunächst ein *personales Problem,* das in einer speziellen Sprache ausgedrückt wird. Der Berater muß also richtig verstehen und übersetzen können.

11. UNTREUE IN DER EHE

Wenn Klienten über eheliche Untreue des Partners klagen, dann ist es für den Berater wichtig, daß er sich seiner Position und seiner beruflichen Stellung bewußt ist und daß er zugleich sehr wohl auf seine eigenen Gefühle achtet. Die Frage der Untreue stellt sich heute in einem *neuen kulturellen Kontext*, da vielfach die Möglichkeit außerehelicher Beziehungen als ein neuer Lebensweg diskutiert wird. So ist von „offenen Ehen" die Rede, von nicht-exklusiven „Zweierbeziehungen" und von nicht-ehelichen „Sekundärbeziehungen". Gleichzeitig denken immer mehr Menschen über den Sinn der Treue und der Verantwortung nach. Zugleich wird der Nutzen ehelicher Untreue heftig diskutiert. Wir erleben heute vielfältige Meinungen und Gefühle darüber. Ein Berater muß hier also seinen eigenen Standpunkt finden. Häufig repräsentieren Lehrer, Seelsorger und Richter auf Grund ihrer autoritären Positionen den traditionellen ethischen und moralischen Standpunkt in bezug auf die Treue. Unabhängig von ihrer persönlichen Überzeugung werden Angehörige solcher Berufe schon allein wegen ihrer Funktion von den Klienten meistens als konservativ eingeschätzt und folglich als Befürworter der ehelichen Treue. Aber kommen die Klienten deswegen zum Berater, um in ihren traditionellen Ansichten bestärkt zu werden? Oder kommt einer vielleicht aus dem Grund, damit der Berater seinen untreuen Ehepartner bekehre?
Für viele Ehepaare steht das Problem der Untreue im Vordergrund ihrer Beziehung. Manche wollen ihre Schuldgefühle loswerden, andere wieder wollen tieferen Problemen auf die Spur kommen. Es kommt sogar häufig vor, daß ein Partner den Berater benutzt, um vom anderen Partner Vergebung für sein untreues Verhalten zu erlangen und um die Ehe zu retten. Die Motive für die Rettung einer Ehe können so kompliziert sein wie eine elektronische Schaltanlage. Manche Menschen möchten die tieferen Zusammenhänge ihrer Eheschwierigkeiten beleuchtet sehen, während andere ihre Ehe nur wegen äußerer, materieller

Gründe retten möchten. Aber sind sich die Klienten bewußt, daß ihre Untreue ein tieferes Problem signalisieren kann, das sie beachten müssen? Und wollen sie an der Lösung dieser tieferen Probleme arbeiten oder nur die äußere Fassade ihrer kaputten Ehe wieder aufpolieren? Manche Berater werden sich fragen, ob sie die Initiative ergreifen sollen, um in die tieferen Probleme hineinzuleuchten. Sie möchten dies dem Paar selbst überlassen und nur eine Atmosphäre vermitteln, in der eine solche Entscheidung getroffen werden kann. Es kommt häufig vor, daß nur ein Ehepartner in die Beratung kommt. Was bedeutet dies aber? Hier stellt sich nun die Frage, ob auch der andere Partner in die Beratung kommen soll und ob ihm die Untreue des einen überhaupt erzählt werden soll. Der Berater muß damit rechnen, daß sich unvorhersehbare Reaktionen ergeben können. Er soll nicht vorschnell irgendwelche Lösungen anbieten, solange er sich nicht ein wirkliches Bild über diese Beziehungen gemacht hat und über die einzelnen Faktoren, die dabei im Spiel sind.
Ein nebenberuflicher Berater muß sich klarwerden, welche Ziele er in der Beratung erreichen kann. Er kann oft aus seiner beruflichen Rolle als Vertreter einer konservativen Gesellschaftsordnung nicht heraus. Dennoch kann er seinem Klienten ein therapeutisches Verständnis entgegenbringen, ohne daß er gleich Moral predigt. Für manche Berater bedeutet es eine Schwierigkeit, die Position ihres herkömmlichen Berufes mit der Position des Beraters zu verbinden. Ein solcher Berater muß sich der Vorteile, aber auch der Grenzen seiner Arbeit bewußt sein, und die Klienten müssen von Anfang an klar sehen können, welche Art von Hilfe ihnen angeboten werden kann. Die Probleme der Treue und der Untreue finden sich selten in den psychologischen Lehrbüchern. Sie kommen höchstens in den moralischen Ehebüchern vor. Das *Wesen der Treue* in einer menschlichen Beziehung kann sehr komplex sein. So können sich Menschen persönlich untreu sein, ohne sich sexuell untreu zu werden. Man kann eine wechselseitige Verpflichtung durch die innere Einstellung viel mehr verletzen als durch äußeres Verhalten. Diese inneren Einstellungen sind enorm wichtig. Aber wir beschränken uns hier bei unserer Frage auf die *sexuelle Untreue.* Leon Salzman versteht unter Untreue eine sexuelle Beziehung mit anderen Partnern, geheim oder offen, obwohl man sich in

einer ehelichen oder nicht-ehelichen Beziehung Exklusivität versprochen hat. Damit sind die meisten Situationen abgedeckt, in die ein Berater kommen kann.

Vielleicht wird kein Gebiet menschlichen Verhaltens so stark rationalisiert wie die Frage der Untreue. Dies zu sehen scheint mir wichtig. Diese Rationalisierung erfüllt bestimmte Aufgaben. Dadurch wird Schuld zurückgewiesen, es werden Menschen von Angst befreit, und es wird das Selbstbewußtsein vieler gestärkt. Im Anfangsstadium mag die eheliche Untreue etwas Aufregendes und Reizvolles an sich haben, denn man bricht für kurze Zeit aus den Fesseln des Alltäglichen und Gewöhnlichen aus. Deswegen fühlen sich viele Menschen auch gar nicht schuldig wegen ihrer Untreue. Sie möchten von ihrem Partner nur nicht erwischt werden, aber sie machen sich keine Gedanken über die tieferen Zusammenhänge ihres Verhaltens. Unsere gegenwärtige Kultur betont die gesunde sexuelle Entfaltung; ja manche sehen im Sex so etwas wie *Sport* und *Entspannung*; jedes andere Verhalten wird als altmodisch belächelt. Die Sexualangst wird deutlich herabgespielt. In den Illustrierten und Filmen wird uns tagtäglich eine vereinfachte und einseitig optimistische Sicht der Sexualität vor Augen gestellt. Viele Zeitgenossen folgen dieser Einladung zur völlig freien Entfaltung der Sexualität.

Für einen Berater stellen sich die Dinge jedoch viel schwieriger dar. Man ist manchmal versucht, sich mit diesen Vereinfachern auseinanderzusetzen und sie auf ihre Fehler aufmerksam zu machen. Wenn ein Berater mit Klienten zu tun hat, die ihre Probleme rationalisieren, dann möchte er ihnen am liebsten entgegentreten, um ihnen die Fehler ihrer Rationalisierungen nachzuweisen. Gewiß bedeutet eine vorschnelle *Konfrontation* mit einer gegenteiligen Position eine gewisse Gefahr für selbstbewußte Menschen, die eine starke persönliche Überzeugung haben. Solche starken persönlichen Überzeugungen sind notwendig. Folglich muß ein Berater vorsichtig sein, er darf die Abwehrmechanismen der Klienten nicht einfach durchbrechen, bevor sie nicht selbst dazu bereit sind. Er muß auch darauf achten, um welche Art von Angst es sich handelt, wenn ein Klient von Untreue berichtet. Manchmal kommt die Angst von der Tatsache, daß er beim Ehebruch erwischt worden ist. In einem anderen Fall drückt diese Angst die Macht des Über-Ich aus, das

sich in moralischen und ethischen Prinzipien manifestiert. Der Berater muß hier darauf achten, wo die Quellen der Angst liegen; er muß Einsicht bekommen in die ganze Situation. Es kann auch sein, daß ein Klient Schuldgefühle hat als persönliche Reaktion auf moralisches Fehlverhalten. Aber dann muß der Berater klar unterscheiden, ob von ihm Absolution und Versöhnung erwartet wird oder eine Beratung im psychologischen Sinn.
Leon Salzman ist der Meinung, daß trotz aller *Rationalisierungen* bei den meisten Menschen die Beziehung zu vielen Sexualpartnern eine Form der Selbstentfremdung darstellt und eine Krise der Verantwortung. Es verändert sich etwas in der Personstruktur der Partner und in ihrer Beziehung. Ein Paar mag nach außen hin unverändert aussehen, aber es verändert sich etwas in ihnen durch außereheliche Beziehungen. Gewiß kann dadurch ihre Beziehung zueinander auch verstärkt und vertieft werden. Aber es können auch Verwundungen zurückbleiben, das ganze Verhalten kann sich verändern oder eine neue Form der Beziehung sich herausbilden, welche die ganze Struktur der Ehe verändert. Bernard Greene hat in einer Statistik über Eheprobleme festgestellt, daß eheliche Untreue erst an siebenter Stelle rangiert; dies bei einer Umfrage unter 750 Paaren. Bei einem Drittel davon wußte der andere Partner nichts von der Untreue. Greene war überrascht von der häufigen Bereitschaft, einander Untreue zu verzeihen. Dennoch glaubt er, daß viele Paare dadurch in eine Krise geraten sind. Die Dynamik der ehelichen Untreue ist uns nur teilweise bewußt, zu einem anderen Teil bleibt sie unbewußt.

Greene nennt als *bewußte Gründe* für Untreue:

a) Sexuelle Frustration: Darüber klagten etwa 70 Prozent der befragten Paare, zwei Drittel der Männer und ein Drittel der Frauen.
b) Neugierde: 50 Prozent der Paare gaben diesen Grund an, davon drei Fünftel Frauen und zwei Drittel der Männer.
c) Rache: 40 Prozent der befragten Paare, bei Männern und Frauen gleich verteilt.
d) Langeweile: Wiederum auf beide Geschlechter gleich verteilt.
e) Suche nach Anerkennung: 20 Prozent der Paare, auf beide Geschlechter gleich verteilt.

Als *unbewußte Gründe* für eheliche Untreue nennt Greene folgende:

a) Die Suche nach „Streicheleinheiten" für das „innere Kind": Das ist offensichtlich ein sehr starkes Motiv, bleibt aber meist unbewußt. Dieses Bestreben kann auch zu vielen anderen Verhaltensabweichungen führen; da es unbewußt ist, muß es rationalisiert werden. Das ist einer der Gründe dafür, warum in Situationen ehelicher Untreue so starke Verteidigungsmechanismen mobilisiert werden.
b) Zorn auf den Partner oder die Eltern: Dieser Zorn muß oft gar nichts mit dem Partner zu tun haben, er kann vornehmlich ungelöste Konflikte mit den Eltern zum Ausdruck bringen. Der Zorn richtet sich dann zwar gegen den Partner, aber weil er dem Bewußtsein so unakzeptabel erscheint, wird er verdrängt. Damit wird Untreue zugleich zu einem Symbol und Instrument der Verletzung des anderen.
c) Untreue als Bewährungsprobe der eigenen Männlichkeit bzw. Weiblichkeit.
d) Ausdruck einer unreifen Persönlichkeit.
e) Unbewußte Rechtfertigung homosexueller Neigungen gegenüber dem Partner oder Unterdrückung unbewußter Homosexualität.

Wenn ein Berater nichts über diese Möglichkeiten weiß, dann kann es sein, daß er in naiver Weise mit moralischen Ratschlägen aufwartet. Aber jeder innere Wachstumsfortschritt ist sehr schwierig, solange wir nicht klar zu sehen vermögen, was uns in die jeweilige Situation hineintreibt.
Viele Klienten klagen darüber, daß sie es nicht verstehen können, wie es zu ihrer Untreue gekommen ist. Man mag es ihnen rational erklären, aber das bleibt nur an der Oberfläche, in ihrem Unterbewußtsein können sie diese Erklärung nicht verstehen. Der Berater kann ihnen helfen, sich über ihre Motive klarer zu werden. Salzman nennt drei Gründe für eheliche Untreue, die gleichzeitig aber ineinander verwoben sind: a) Zunächst eine zunehmende Weise der Selbstentfremdung, b) die mangelnde Fähigkeit, sich auf einen anderen einzulassen, und c) überhaupt die Unfähigkeit, eine Beziehung aufzubauen und im Leben Kompromisse zu schließen. Salzman sieht darin ein persönliches

Versagen, er meint, daß viele Ehen deshalb scheitern, weil sich die Partner nicht genügend klar sind über die Voraussetzungen der Liebe und der wechselseitigen Verantwortung. Oft sind es rein äußere Gründe, warum zwei Menschen eine Ehe eingehen. Als Beispiel zitiert er die zwanghafte Ehe, in der ein Partner Angst hat, sich selbst zu verlieren oder irgendeinen Fehler zu begehen. Er ist dann der Meinung, daß er jeden Fehler durch eine Scheidung korrigieren kann. Damit wird in die eheliche Beziehung eine *Bedingung* eingebaut, wobei die eheliche Treue bereits untergraben wird. Im Falle der Untreue muß der Berater also nach dem tieferliegenden Problem suchen. Nicht die Untreue als solche wird ihn interessieren, sondern die Gründe dafür und die Verhaltensweisen, die einen Partner dazu disponieren.
Solche Ehen sehen zunächst meistens ganz gut aus: Beide Partner scheinen zu Hingabe und Verantwortung fähig zu sein. Aber je mehr ihre persönlichen Schwierigkeiten hochkommen, umso deutlicher wird der Wunsch nach einer sexuellen Außenbeziehung. Dieser Wunsch wird besonders dann stark, wenn beide Partner voneinander enttäuscht sind oder wenn sie aneinander Forderungen stellen, die sie nicht erfüllen können. Unter solchen Umständen wird das Sexualleben der beiden zur Routine, und sie halten Ausschau nach neuen Beziehungen. Häufig wünschen beide Partner nicht, daß ihre Ehe gelöst wird. Sie rationalisieren ihr Problem, indem sie sagen, ihre Außenbeziehung nütze ihrer Ehe mehr, als sie zerstöre. Salzman nennt einige *psychologische Schwierigkeiten*, welche Treue zwischen Mann und Frau beinahe unmöglich machen. Dazu gehört etwa eine asoziale Persönlichkeitsstruktur, aber ebenso ein manisch-depressiver Charakter oder ein paranoider und pathologisch eifersüchtiger bzw. strafwütiger Partner. Dazu gehören aber auch unreife Menschen, die niemals gelernt haben, die Erfüllung ihrer Wünsche aufzuschieben oder einzuschränken. Auch der narzißtische Mensch fällt hier herein.
Aber vielen Menschen sind die Gründe ihrer Unfähigkeit zur Partnerschaft gar nicht so verborgen. Untreue kann dann Teil einer neurotischen oder psychotischen Entwicklung sein, die auch bei sogenannten „normalen" Menschen gegeben sein mag. Bernard Greene nennt noch andere Elemente und psychologische Störungen, die zur Untreue führen können. Er denkt an die

hypomanische Phase des manisch-depressiven Psychotikers oder an das paranoide Stadium der Psychose. Depressive Menschen können untreu werden, weil sie hoffen, dadurch der Depression zu entgehen. Auch chronische Alkoholiker können sich in außereheliche Beziehungen flüchten. Aber es können auch körperliche Krankheiten wie zerebrale Arteriosklerose oder endokrine Schädigungen vorliegen. Da es also so viele mögliche Gründe für Untreue gibt, muß ein Berater sehr umsichtig vorgehen, um sich über seinen Klienten und dessen Lebensumstände ein richtiges Bild zu machen.

12. WAS IST TREUE?

Ich denke, daß der fragile Charakter vieler gegenwärtiger Ehen auch damit zusammenhängt, daß viele Menschen mit relativ *unreifen Erwartungen* eine eheliche Beziehung beginnen. Viele heiraten, um aus ihrer Einsamkeit erlöst zu werden oder um ihre volle Identität zu finden. Sie sehen in einer Ehe so etwas wie einen magischen Zustand, der ihnen helfen soll, mit allen Schwierigkeiten des Lebens fertigzuwerden. Sie sind sich selten bewußt, daß eine tiefe Partnerschaft viele Dinge und Fähigkeiten erfordert, damit Mißverständnisse und Schwierigkeiten einer menschlichen Beziehung bewältigt werden können. Sie finden ihre Beziehung dann bald als „entfremdend" und enttäuschend, denn sie bietet ihnen die beste Gelegenheit, ihre eigenen Persönlichkeitsstrukturen tiefer zu ergründen. In solchen Schwierigkeiten miteinander sehen manche Partner schon die Rechtfertigung für die Suche nach neuen Beziehungen. Sie erwarten sich häufig, daß sie den richtigen Partner finden werden, um mit ihren Schwierigkeiten fertigzuwerden. Sie meinen, nur der falsche Partner sei für ihre Probleme verantwortlich. Wenn nun ein solches Paar nach außerehelichen Beziehungen sucht, dann zeigen sie damit, daß sie ein unrealistisches Verständnis von der Ehe haben, denn in allen menschlichen Beziehungen gibt es Mißverständnisse und Konflikte. Solche Schwierigkeiten bedeuten noch lange nicht die Zerstörung, sondern möglicherweise sogar die Vertiefung einer Partnerschaft.

Wenn aber beide Partner zuwenig Geduld haben, um miteinander wachsen zu können, dann suchen sie sehr bald nach anderen Personen, bei denen sie glauben, sich besser entfalten zu können. Doch diese unreife Einstellung führt sie eher in eine Sackgasse als in eine neue, tiefere Beziehung. Wenn ein Berater diese Unreife und unrealistische Sicht der Partner bemerkt, dann wird er nicht nur die Symptome behandeln, sondern sich vielmehr mit den grundlegenden Problemen dieses Paares befassen. Larry Feldman hat dies so ausgedrückt: Die meisten Paare brauchen eine

gewisse Fertigkeit, um mit ihren Konflikten so umgehen zu können, daß ihre Beziehung sich durch den Prozeß der Konfliktlösung vertieft. Je mehr die wechselseitige Erfüllung bei beiden Partnern wächst, umso schwächer wird ihr Verlangen nach außerehelichen Beziehungen. Wir müssen also heute die eheliche Untreue im Zusammenhang mit unserer unterentwickelten und *unrealistischen Kommunikation* sehen. Die Dynamik der gegenseitigen Attraktion beider Partner, ihre Ziele und der Stil ihrer Partnerschaft geben uns viele Hinweise auf die Motivationen ihrer außerehelichen Beziehung. Alle diese Bereiche muß der Berater erkunden. Es wäre nützlich, wenn er dafür eine Ausbildung in *Familientherapie* hätte. Wenn er sich aber überfordert fühlt, dann ist es sinnvoll, wenn er ein solches Paar an einen Familientherapeuten überweist.
Nun stellt sich noch ein anderes Problem: Soll eine außereheliche Beziehung dem anderen Partner mitgeteilt werden? Diese Frage wird heute vielfach diskutiert. Viele Klienten stellen uns diese Frage, weil sie sich dadurch von Schuldgefühlen frei machen wollen. Es gibt gute Gründe für ein Ja und für ein Nein in dieser Frage. Die Mehrheit der Experten ist der Ansicht, daß es nicht nötig sei, den anderen Partner in jedem Fall davon zu informieren. Aber wir müssen jede Situation individuell beurteilen und müssen sehen, was der Klient möchte und *welche Botschaften* er mit seinem Wunsch zum Ausdruck bringt. Auf keinen Fall soll der Berater erwarten, daß der Klient seinen eigenen Standpunkt übernimmt. Er kann ihm die Entscheidung nicht abnehmen, er muß sie schon selber treffen. Was der Berater tun kann, ist einzig und allein, daß er dem Klienten hilft, seine eigenen Motive voll zu verstehen, damit er sehen kann, in welche Richtung er gehen will. Es gibt beinahe so viele mögliche Motive dafür, daß ein Klient seine außerehelichen Beziehungen dem Partner mitteilen möchte, als es Gründe für dieses Verhalten gibt. Wie bei jeder größeren Lebensentscheidung sollte auch hier der Klient die *volle Verantwortung* für seine Entscheidung übernehmen.
Aufgabe des Beraters ist es nur, dem Klienten zu helfen, sich über die Bedeutung seines Verhaltens klarer zu werden. Aber die Offenlegung der versteckten Motive allein genügt noch nicht, er muß dem Klienten auch helfen, mit diesen Motiven umzugehen. Voraussetzung dafür ist, daß er dessen Signale richtig interpre-

tiert. Wenn er vor die Frage gestellt wird, ob ein Klient seinem Partner gegenüber einen Ehebruch zugeben soll oder nicht, dann steht er zunächst vor einem Dilemma; gleichsam vor einer Weggabelung, wo auf beiden Seiten Fallen aufgestellt sind. Ebenso komplex wie die Motivationen für Untreue sind auch die Impulse, eine außereheliche Beziehung zu bekennen und so eine Konfrontation herbeizuführen. Welche Möglichkeiten hat hier nun ein Berater? Der Impuls, einen Ehebruch zuzugeben, kommt häufig aus einer tiefen Erfahrung von *Schuld* auf seiten des einen Partners. Nun ist Schuld aber ein vielschichtiges Phänomen, und das Eingeständnis von Schuld kann eine Milderung des Sachverhaltes darstellen.

Daher ist es gut, wenn wir das Wesen dieses Schuldgefühles näher prüfen. Das Eingeständnis mag die bestehende Spannung mindern. Aber woher kommt das Schuldgefühl? Warum ist er untreu geworden, wenn er sich so schuldig dabei fühlt? Es ist durchaus möglich, daß diese Schuld und dieses Schuldbekenntnis zu einem *manipulativen Lebensstil* gehören, etwa zum Stil eines auf sich selbst beschränkten narzißtischen Menschen, der Schlechtes tut, sich danach schlecht fühlt, seine Schuld bekennt und Vergebung empfängt, um diese Manipulation wieder von vorne zu beginnen. Solche Menschen haben kein Gespür für das Gefühl ihrer Partner, sie drücken durch ihr Verhalten nur etwas aus, was in ihrer ehelichen Beziehung bereits von Anfang an da war. Zu dieser Sorte von Menschen gehören vielleicht die Glücksspieler, die Alkoholiker oder die Pornographiesammler, die ihre Sammlung regelmäßig vernichten, um sie dann von neuem wieder aufzubauen. In diesem Fall würde das Schuldbekenntnis die Grundsituation nicht verändern, ja es wäre sogar destruktiv, da es den inneren Zwängen eines solchen Menschen entspricht, aber das Grundproblem nicht löst.

Das Bekenntnis der Untreue kann aber auch unbewußter Ausdruck von *Feindseligkeit* sein. Wenn das Bekenntnis für den inneren Frieden eines Menschen wichtig ist, dann soll er sich prüfen, auf welche Weise er dieses Bekenntnis benützt. Wenn es einem Berater gelingt, die unbewußte Feindseligkeit hinter diesem Bekenntnisdrang aufzudecken, dann kann er einem Klienten auch den Blick auf das wahre Wesen seiner Beziehung öffnen. Durch diese Einsicht können dann andere, tieferliegende

Schwierigkeiten wirksamer behandelt werden. Aber es können auch noch andere psychologische Elemente eine Rolle spielen, wenn einer seine Schuld bekennen will und die Partei des anderen Partners ergreift. Wenn z. B. einer seine außereheliche Beziehung in sehr lustvollen Details beschreibt, dann kann er dadurch eine sadistische oder masochistische Seite seiner Persönlichkeit ausdrücken, die in seiner Beziehung von Anfang an da ist. Die eheliche Untreue und ihr Eingeständnis bringen also viele andere Probleme der persönlichen Dynamik zum Vorschein. So genügt es nicht, hier einen einfachen Rat zu geben, sondern die beiden Partner müssen diese ihre innere Dynamik sehen können.

Es kann auch nützlich sein, diese *Offenheit und Ehrlichkeit* näher zu prüfen, die ein Partner durch sein Schuldbekenntnis dokumentieren möchte. Viele Therapeuten sind der Ansicht, diese Ehrlichkeit sei die beste Polizei, was immer ihre Konsequenzen sein mögen. Aber ganz so einfach ist es nicht. Wir müssen sie dann näher prüfen, wenn ein Klient auf einer Begründung für sein Schuldbekenntnis besteht. Wenn einer meint, diese Ehrlichkeit und totale Offenheit sei nichts anderes als ein romantisches therapeutisches Ideal, dann kann er daraus seinen persönlichen Nutzen ziehen, ohne daß dadurch seiner Partnerbeziehung geholfen wird. Diese Ehrlichkeit bedeutet nicht unbedingt die ganze Wahrheit über die eheliche Beziehung. Diese liegt tiefer und ist viel breiter. Sie schließt vor allem die Perspektive des anderen Partners mit ein, aber ebenso die Ursachen des ehelichen Konfliktes. Man kann diese Ehrlichkeit auch als Waffe benützen, sie kann den anderen ins Unrecht setzen, wenn dieser dem Sünder die Absolution verweigert. Das kann vor allem dann der Fall sein, wenn die zugegebene Schuld nur oberflächlich erlebt wird und wenn sie nicht das Ergebnis einer offenen Analyse des eigenen Verhaltens ist.

Es gibt auch eine *exzessive Ehrlichkeit;* dazu gehören etwa die unvernünftigen Konfrontationen, die von Amateurtherapeuten oft empfohlen werden. Eine solche Ehrlichkeit kann auch mit narzißtischem Überzeugtsein eines Menschen von sich und seinem Verhalten zusammenhängen. Wir müssen uns also bewußt sein, daß es eine totale Ehrlichkeit nicht gibt. Eine solche Art des Bekenntnisses dreht den Spieß nur um, der Schuldige erhält für seine totale Ehrlichkeit die Absolution, ohne daß er den tieferen Motivationen seines Verhaltens nachgegangen wäre. Wenn einer auf diese Weise seine Schuld bekennt, und der Partner reagiert zornig oder verletzt, dann kann er leicht sagen: „Gut, wenn du so reagierst, dann sage ich dir nächstesmal nicht mehr die Wahrheit!" Damit wird das Opfer zum Aggressor gemacht und umgekehrt. Auf solche Weise die Wahrheit zu sagen verlängert in Wirklichkeit nur die Lüge.

Therapeuten, die mehr *psychodynamisch* orientiert sind, glauben eher nicht an solche Eingeständnisse der Untreue. Viel wichtiger sind ihnen die unbewußten Hinweise, die ein Klient gibt, nämlich die Botschaften aus seinem Unterbewußtsein. Solche Menschen wollen also, daß ihr Partner von ihrer Untreue erfährt: Warum wird diese Botschaft aber nur indirekt gegeben? Was sagt sie über den betreffenden Menschen und über die Kommunikation in seiner Ehe? Wird darin Zorn oder Feindseligkeit ausgedrückt? Oder deutet sie auf etwas anderes hin, das nur in dieser Partnerschaft verständlich ist?

Diese schwierige Frage wurde in der letzten Zeit häufig diskutiert im Zusammenhang mit *homosexuellem Verhalten.* So hat eine bekannte Frauenzeitschrift erst unlängst einen Artikel veröffentlicht, in dem die weibliche Homosexualität als sehr attraktiv hingestellt wurde. Es wurde behauptet, daß sie eine Ehe in keiner Weise schädige oder zerstöre. Dies ist aber teilweise ein politischer Standpunkt, und man kann nicht so einfach behaupten, daß homosexuelles Verhalten keine weitreichenden Folgen für eine Ehe habe. Wenn eine Frau mit einem Partner verheiratet ist, der homosexuelle Beziehungen unterhält, dann entstehen psychologische Probleme, die nicht so einfach abgetan werden können. Zunächst muß dabei einmal auf die innere Dynamik gesehen werden, die diesen Mann und diese Frau zusammengebracht hat und die ihre Beziehung viele Jahre lang aufrechterhalten hat. Welche Rolle spielte die Homosexualität in dieser Ehe? Was sagt sie aus über die Art und Weise dieser Beziehung? Wer meint, Homosexualität sei bloß ein „alternativer Lebensstil", der vereinfacht die damit zusammenhängenden dynamischen Schwierigkeiten. Wir können hier keine allgemeinen und vereinfachten Antworten geben, sondern müssen in einem jeden derartigen Fall genauestens prüfen, was hinter den einzelnen Menschen steht.

Eine andere Frage lautet: Wird eine Ehe durch außereheliche Beziehungen gefestigt? In den meisten Fällen ist eine außereheliche Beziehung nicht die direkte Ursache für eine Verbesserung der Ehe. Auch hier muß der Berater die ganzen Hintergründe der außerehelichen Beziehung erkunden, und er muß sich vergewissern, ob die beiden Partner bereit sind, die einzelnen Faktoren ihrer eigenen und ihrer außerehelichen Beziehung zu erforschen. Sicherlich werden die meisten Menschen durch einen Fehler reifer, eine unstabile Ehe kann dadurch stabiler werden, daß sich beide Partner mit der Wahrheit ihres Lebens konfrontieren. Hier ist auch die Rolle, die der Berater im Leben seiner Klienten spielt, nicht ganz unwichtig. Wir leben heute sicherlich in einer Zeit, in der viele kulturelle Einflüsse dazu führen, daß unsere *emotionalen Ressourcen* „austrocknen". Daher braucht ein Klient ständige Unterstützung, damit er fähig wird, mit seinen eigenen Gefühlen richtig umzugehen und diese in einer Partnerschaft ins Spiel zu bringen.
Offensichtlich nehmen heute die außerehelichen Beziehungen vor allem bei Frauen stärker zu als in der Vergangenheit. In der herkömmlichen Ehe wurde dem Mann größere Freiheit zugestanden. Nun haben die verschiedenen Kontrazeptiva, die Emanzipationsbewegung der Frauen und andere gesellschaftliche Faktoren dazu beigetragen, daß auch die Frauen sich in ihrer Sexualität freier fühlen. Alle diese Faktoren muß ein Berater mitbedenken, wenn er mit außerehelichen Beziehungen konfrontiert wird. So ist es sinnvoll, sich darüber Gedanken zu machen, welche Auswirkungen die Untreue einer Frau auf ihren Mann haben kann. Es gibt noch nicht allzuviel Literatur darüber, aber der Psychologe James Framo hat eine Untersuchung über die Reaktion der Männer auf außereheliche Beziehungen ihrer Frauen angestellt. Laut dieser Untersuchung reagieren die Männer sehr unterschiedlich. Einige freuen sich darüber, während andere eine Psychose erleiden oder mit Selbstmordgedanken drohen. Außereheliche Beziehungen haben für die meisten Menschen tiefe Auswirkungen. So reagieren viele Männer darauf emotional sehr aggressiv, sie sind rasend eifersüchtig, voller Rachegefühle oder verfallen in Depression.
Menschen, die so extrem reagieren, erleben dabei tiefe Trauer und intensiven Schmerz, verbunden mit dem Gefühl des Liebes-

verlustes. Sicherlich sind diese extremen Reaktionen ein Ausdruck von unbewußten Reaktionen aus der frühen Lebensgeschichte dieser Menschen. Andere Männer wiederum, die zunächst gefaßt reagieren, erleben es, daß ihnen die außereheliche Beziehung ihrer Frau doch sehr zu schaffen macht. Sie beschäftigen sich intensiv damit in allen einzelnen Details. Sie stellen sich die quälende Frage, warum das so gekommen ist. James Framo konnte *verschiedene Stadien* beobachten, die ein Paar durchmacht, wenn es in eine außereheliche Liebesaffäre verwickelt ist. Zunächst fühlt sich der Ehemann in einem Wettstreit mit dem Liebhaber seiner Frau, und er möchte beweisen, daß er besser ist als dieser. Das aber hat eine große Angst zur Folge, er fühlt sich seiner Frau gegenüber unsicher in seiner sexuellen Kompetenz. Das ist dann eine sehr schwierige Zeit für beide Ehepartner, der Mann quält sich in Phantasien, wie gut der Liebhaber seiner Frau sein muß, auch wenn es bei weitem nicht stimmt. Andere Männer identifizieren sich mit diesem Liebhaber und bilden sich ein, sie selbst seien dieser Liebhaber, der ihnen in Wirklichkeit große Angst einflößt. Framo stellt fest, bei den meisten Männern richte sich ihr Zorn mehr gegen ihre Konkurrenten als gegen ihre Frauen. Vielleicht ist dies auch der sicherere Weg. Ihre Gefühle gegenüber der Frau können gemischt sein, weil sie die Frau ja brauchen, während sie deren Liebhaber hassen.
Andere Männer wiederum lenken ihren Haß direkt gegen die Frau, besonders dann, wenn die Frau ihnen die Schuld gibt an dieser Situation. Dann merken sie nämlich, daß sie selbst dazu beigetragen haben, daß es zur Untreue ihrer Frau gekommen ist. Und sie können das nur schwer verkraften. Sie machen sich meist Sorgen darum, daß andere Leute um diese Affäre wissen könnten, während sie selber noch keine Ahnung hatten. Gewiß wird manchmal auch ein Ehebruch begangen, um eine Ehe beenden zu können. Dies ist dann ein symbolischer Akt, der einen endgültigen Bruch der Ehe unvermeidlich macht. Aber es passiert ebenso häufig, daß ein Partner an der Ehe festhalten will, während der andere sie beenden möchte. Wenn solche Menschen in die Therapie kommen, haben sie oft recht unterschiedliche Motive. Der eine möchte, daß der Therapeut die Scheidung betreibe, während der andere sich wünscht, der Therapeut möge die Ehe wieder festigen.

Untreue ist häufig nur eines von vielen anderen Anzeichen einer unter Streß stehenden ehelichen Beziehung. Daher müssen immer die anderen Ursachen mitbehandelt werden. Der Berater muß sehr genau diesen *unbewußten Motiven* nachgehen, damit er seinen Klienten helfen kann. Framo selbst versucht, das Paar als eine Einheit zu sehen, mit ihnen gemeinsam zu arbeiten und ihnen zu helfen, eine offene Kommunikation miteinander aufzubauen, damit sie mit ihren authentischen Wünschen und Bestrebungen besser umzugehen verstehen. Sehr nützlich kann für solche Probleme die *Gruppentherapie* sein, wo es möglich ist, realistische Erwartungen über die Ehe zu entwickeln. Der Berater muß sich bei der Erkundung der psychischen Probleme einer gestörten Ehe hinreichend sicher sein. Wenn er sich darin nicht genügend kompetent fühlt, dann ist es besser, er überweist seine Klienten an einen kompetenten Ehetherapeuten.
Virginia Johnson schreibt in ihrem Buch „The Pleasure Bond" (zusammen mit William Masters) folgendes: Die eheliche Untreue birgt in sich die große Chance, nach seiner eigenen Identität zu suchen, seine authentischen Gefühle zu erkunden, diese tiefsten Gefühle, Einstellungen und Reaktionen zu erleben und sie an jemand anderen weiterzugeben. Dies gilt aus vielerlei Gründen, und Männer und Frauen, die eine außereheliche Beziehung aufnehmen, investieren oft sehr viel in diese ihre Beziehung. Unser Sozialverhalten, das Männer wie Frauen internalisiert haben, macht es wahrscheinlich, daß viele Männer unter einem Schuldgefühl über ihre außereheliche Beziehung zu leiden haben. Dieses Schuldgefühl mag ihnen helfen, ihre eigenen Ziele klarer herauszufinden und die wirklichen Dimensionen ihrer Persönlichkeit zu erkennen; oder aber es bringt sie dazu, diese Gefühle zu verleugnen und sie unter den Tisch zu kehren. Auch wenn also die Untreue ein erster Schritt in eine positive Richtung sein kann, so ist sie doch weit entfernt von dem Ziel, ein verantwortungsvoller Mensch zu sein, offen zu sich selbst, loyal und verletzbar für den Partner.

13. FRAUENEMANZIPATION

Die Befreiungsbewegung der Frau ist eine starke kulturelle Kraft, die weitreichende Folgen für das Sexualleben vieler Menschen hat. Gewiß verstehen viele Anhängerinnen dieser Bewegung nicht alle Probleme, die damit zusammenhängen, noch sind sie sich dessen bewußt, daß ihre Bestrebungen mit ihren persönlichen Schwierigkeiten zu tun haben können. Einige Auswirkungen der feministischen Bewegung sind aber offensichtlich. Viele *extreme Positionen* der Frauenbewegung haben eine massive negative Einstellung der Männer ausgelöst. Sie haben zu einer subtilen Form der Feindschaft geführt, die sich in vielen Witzen widerspiegelt, die über die Feministinnen gemacht werden. Feminismus ist eine starke Bewegung in unserer Gesellschaft, und Berater müssen die psychologische Dynamik dieser Bewegung verstehen, damit sie Menschen mit sexuellen Problemen wirksam helfen können, deren Konflikte durch diese Bewegung ausgelöst wurden. Diese Probleme lassen sich nun einmal nicht lösen durch neue sexuelle Techniken. Die Wurzeln dieses Problems liegen darin, daß die Beziehung zwischen Männern und Frauen auf vielfältige Weise von den Gedanken der Frauenemanzipationsbewegung beeinflußt ist. Gewiß hängen nicht alle sexuellen Probleme heute mit der Frauenbewegung zusammen, aber in der psychologischen Beratung stößt man im Zusammenhang damit auf recht abstruse Ansichten.

Es gibt in jeder Bewegung Extremisten, die die Leute von ihren Ansichten überzeugen wollen. Die extremen Positionen in der Frauenemanzipationsbewegung bedrohen heute sowohl die Frauen als auch die Männer, welche die herkömmlichen sexuellen Rollen in unserer Gesellschaft verteidigen. So sehen viele Extremisten die *lesbische Frau* als den idealen weiblichen Lebensstil an, und sie benutzen die Männer bloß als „Samenspender", damit die menschliche Rasse nicht ausstirbt. Aber sie möchten nicht länger in den sogenannten „Fesseln der herkömmlichen heterosexuellen Ehe" leben. Viele Menschen werden durch solche Ideen frustriert. Und die extremen Repräsentanten der Frauenbewegung vertreten ihre Ideen auf so aggressive Weise, daß ein Dialog mit ihnen sehr schwierig ist. Dies macht es den verschiedenen Kritikern der Bewegung nicht schwer, sie als Auswuchs unentfalteten und unreifen Menschseins abzutun. Das macht auch den bissigen Sarkasmus gegenüber der Frauenbewegung einigermaßen verständlich.

Berater machen immer wieder die Erfahrung, daß Frauen, wenn sie so extremen Ideen folgen, als menschliche Wesen keineswegs frei und unabhängig werden. Denn wenn die Frauen exzessive sexuelle Forderungen stellen oder wenn sie die *sexuelle Verweigerung* als politische Waffe gebrauchen, dann isolieren sie sich dadurch selber und treiben sich durch dieses Manöver in schwere psychische Probleme. Diese Übertreibungen machen es heute so schwierig, über die berechtigten Anliegen dieser Bewegung ruhig zu sprechen. Für viele Menschen wird es dadurch auch schwer, ihre eigenen Gefühle und Bedürfnisse zu erkunden, denn sie werden durch extreme Positionen irritiert und abgeblockt. Ein Berater muß sich auch in diesen Fragen über seinen eigenen Standpunkt klarwerden. Er kann sich in einer ausgeglichenen Weise sehr für die feministische Bewegung einsetzen, oder er kann entdecken, daß er in seinen Einstellungen von politischen Ideen nicht unabhängig ist. Andere Berater wiederum haben vielleicht ein schlechtes Gefühl wegen der Ziele dieser Bewegung; diese Gefühle sind auch dann wirksam, wenn sie nicht beachtet werden. Sie mögen von feindlicher Ablehnung bis zur Indifferenz reichen, aber sie sind in der Arbeit des Beraters ständig gegenwärtig. Ein Berater muß also zuerst seine eigenen Reaktionen erkunden und verstehen, bevor er menschliche und sexuelle Schwierigkeiten behandeln kann, die mit der feministischen Bewegung zusammenhängen. Denn diese Bewegung kann leicht Gefühle der Übertragung und Gegenübertragung auslösen, die sehr stark sein können.

Ein Berater wird in diesem Problemfeld dann am hilfreichsten arbeiten können, wenn er sich über die psychischen Kräfte klar wird, die hinter dieser Bewegung stehen, und wenn er nicht bei den politischen Slogans stehenbleibt. Wenn ein Hauptziel der Frauenbewegung darin besteht, die Möglichkeiten der *weiblichen Selbstentfaltung* zu fördern und diese in der Beziehung zu den

Männern in der Gesellschaft zu realisieren, um gleichzeitig wirtschaftliche und soziale Gleichstellung mit den Männern zu erreichen, dann kann sich darin auch eine „neurotische Abhängigkeit" ausdrücken, wie es Alexandra Symonds genannt hat. Von dieser Abhängigkeit möchten sich die Frauen befreien. Symonds unterscheidet zwischen einer gesunden und einer ungesunden Abhängigkeit und vermutet, daß diese stereotype Rolle neurotischer Abhängigkeit für viele Menschen sexuelle Probleme verursacht hat. Als Folgen dieser Abhängigkeit haben viele Frauen Angst vor Einsamkeit und Feindseligkeit.

Die Angst vor Einsamkeit treibt viele Frauen in die Ehe, oft schon in sehr frühem Lebensalter. Häufig merken diese Frauen später, daß sie sich damit eine sehr „geschlossene Welt" eingehandelt haben, mit der sie sich schwer identifizieren können und wo sie kaum ihr Verlangen nach persönlicher Entfaltung verwirklichen können. Gleichzeitig aber bekommen sie Angst vor einer Feindseligkeit, die die natürliche Folge dieser Situation ist. Folglich drücken sie ihren Ärger indirekt durch viele *psychosomatische Symptome* aus. Solche Probleme erschweren das häusliche Leben und die Beziehung zwischen Mann und Frau; dies gerade dann, wenn sie von anderen nicht gesehen werden. Wenn Alexandra Symonds recht hat, dann ist es einleuchtend, daß diese unterschwellige Dynamik sehr stark sein kann und daß es sehr schwierig ist, mit ihr umzugehen. Viele Frauen können diese psychologischen Schwierigkeiten nicht verstehen und nicht verbalisieren. Sie haben das Gefühl, daß die Frauenbewegung recht hat, aber sie sind sich darüber nicht im klaren, was sie selber möchten.

Wenn ein Berater nun merkt, daß eine relativ normale Frau in der feministischen Bewegung eine Balance zwischen Abhängigkeit und Unabhängigkeit in ihrem Leben sucht, dann wird er der Ursache dieser ambivalenten Gefühle nachgehen können. Er wird aber vorsichtig sein müssen, um nicht die widerstrebenden Kräfte ihres Unterbewußtseins noch stärker zu verwirren. Der Berater muß gleichsam die „verlorenen Enden" wieder aufgreifen, die ihr in ihrem Leben Schwierigkeiten machen. Wenn eine Frau ihre traditionelle Rolle zu verändern beginnt, dann hat dies Folgen für alle Menschen, mit denen sie in Beziehung steht. Ihre Beziehung zu ihrem Mann, zu den Kindern und zu den Freunden beginnt sich zu verändern. Solche Veränderungen haben häufig Folgen für das Sexualleben und die sexuelle Beziehung in einer Ehe. Es wäre ungewöhnlich, wären diese Folgen nicht gegeben. Ein Mann wird durch eine solche Veränderung leicht verunsichert und weiß nicht, woher seine sexuellen Schwierigkeiten kommen. Denn er hat es jetzt mit einer ganz anderen Partnerin zu tun! Das macht ihn unsicher. Gelegentlich tritt bei Männern *vorübergehende Impotenz* auf, wenn ihre Frauen kämpferische Feministinnen werden. Wenn die beiden Partner keine psychologische Hilfe finden, dann kann sich die wechselseitige Enttäuschung und Verbitterung nur noch verstärken. Dies kann auch schon bei keineswegs extremen Vertretern der Frauenbewegung der Fall sein. Aber diese Schwierigkeiten treten genauso auf, wenn sich ein Partner auf eine andere Weise in seiner Persönlichkeitsstruktur verändert.

Solche Schwierigkeiten kann man nicht durch rationale Diskussion allein lösen. Denn hier geht es um sehr emotionale und unbewußte Probleme. Auch hier soll der Berater nicht mit den sexuellen Problemen beginnen, sondern er muß darauf achten, welche *Hintergrundprobleme* da sind. Er muß den beiden Partnern helfen, diese Dinge zu verstehen. Auch hier ist die *symbolische Kommunikation* der beiden Partner sehr wichtig, da sie am besten ihre innere Dynamik ausdrückt. Wenn die beiden diese psychische Dynamik besser verstehen können, dann kann etwas Wichtiges in ihrer Beziehung geschehen, und sie können mit Hilfe eines einfühlsamen Beraters ihre Gefühle zueinander vertiefen. Denn eine unterdrückte Feindseligkeit macht in der sexuellen Beziehung viel größere Schwierigkeiten als eine offen eingestandene Disharmonie, deren Hintergründe man leicht erkennen kann.

Es ist nicht günstig, wenn sich ein Berater in diesen Fragen auf eine politische Debatte einläßt, denn diese führt vom eigentlichen Problem weg. Er muß einfach einen weiten Gesichtswinkel haben, um das richtige Ambiente für eine erfolgreiche Beratung zu schaffen. Die meisten Menschen können nun auf Grund ihres gesunden Hausverstandes und ihrer positiven Lebenseinstellung mit diesen Problemen fertigwerden. Sehr sensible Menschen können die Herausforderung dieser Bewegung sogar als eine Möglichkeit für ihre eigene Entfaltung ansehen. Aufgabe des

Beraters ist es, diesen *Wachstumsprozeß* der beiden Partner zu unterstützen. Es kommt aber häufig vor, daß das Selbstbewußtsein eines Partners nicht stark genug ist, um die Angriffe der Frauenemanzipationsbewegung ertragen zu können. Auf diese Weise kann eine persönliche Unsicherheit zutage treten, die vorher gar nicht gesehen wurde. Ein solcher Mann braucht viel Unterstützung, wenn er sich mit seiner eigenen Unsicherheit konfrontiert sieht oder durch ein neues Selbstbewußtsein seiner Partnerin herausgefordert wird.

Die Probleme werden aber in einer ehelichen Beziehung dann schwierig, wenn einer der beiden Partner sich seiner *sexuellen Identität* nicht voll bewußt ist. Dann kann nämlich sehr viel Angst ausgelöst werden, und dieser Partner wird vielleicht immer mehr in eine Defensivhaltung hineingedrängt. Auf diesen defensiven Lebensstil stoßen wir in der Beratung häufig. Viele Ehepartner fühlen sich in ihrem Selbstbild bedroht, es kommt häufig vor, daß sie sich dann immer mehr aus dem gesellschaftlichen Leben zurückziehen. Diese Reaktion drückt ein symbolisches Suchen nach einem *neuen Selbstverständnis* und nach Selbstbestätigung aus. Das kann dazu führen, daß ein Mann Beziehungen zu anderen Frauen anknüpft, um in seiner verletzten Männlichkeit bestätigt zu werden. Aber er kann auch so stark in Depression verfallen, daß sein Interesse an sexueller Aktivität fast erlischt. Es kann aber auch geschehen, daß dieser Mann seiner Frau gegenüber sehr feindselig eingestellt wird und daß er sie auf symbolische Weise bestraft, indem er seine infantilen Bedürfnisse in der sexuellen Beziehung auslebt.

Wir müssen auch hier jeden Fall einzeln zu verstehen suchen. Wir können einfach keine generellen Antworten geben, wenn ein Paar mit solchen Schwierigkeiten zu uns kommt. Wir können beide Partner in ihrer Beziehung zueinander unterstützen, während sie diese Krise durchmachen, die durch die feministische Bewegung ausgelöst wurde. Je mehr ein Mann und eine Frau einander als Individuen respektieren, umso eher werden sie ihre symbolischen sexuellen Probleme aufarbeiten können. Der Therapeut kann mithelfen, daß sie in eine tiefere emotionale Beziehung zueinander kommen. Ich glaube nicht, daß die sexuellen Probleme im Zusammenhang mit der Emanzipationsbewegung der Frauen mit neuen Sexualtherapien gelöst werden

können. Dies deswegen nicht, weil die Schwierigkeiten ja nicht bloß sexueller Natur sind.
Ich glaube, es ist auch keine Lösung, wenn ein Berater auf einen *neuen Ehevertrag* der beiden Partner hinarbeitet, um ihre sexuellen Beziehungen zu verbessern. Auch solche Verträge, die bestimmte Rechte oder Pflichten zu bestimmten Zeiten festlegen wollen, übersehen die tieferliegenden psychischen Faktoren, die hier am Werk sind. Häufig wird damit nur eine vorübergehende Lösung des Problems erreicht, und die beiden Partner werden sehr leicht von neuem Sklaven ihrer Rollen. Sie können die vereinbarten Rollen dann sehr leicht dazu gebrauchen, um einander zu bestrafen. Solche Verträge scheinen die Dinge nur zu lösen, sie tun es aber nicht wirklich. Ein Paar mag dadurch einen vorübergehenden Frieden erreichen, aber die tiefere Dynamik ihrer Beziehung wird dadurch nicht berührt. Mir will scheinen, daß ein neuer Ehevertrag und neue Verhaltensregeln diese psychischen Grundkräfte nicht verändern können. Wenn zwei Partner darangehen, ihre partnerschaftlichen Probleme zu lösen, dann sehen sie einander anders als bisher. Gewiß ist der Weg, der zu einer neuen und tieferen Beziehung führen kann, nicht ganz leicht zu finden. Wenn zwei Menschen um *größere Individualität* und um eine bessere Beziehung zueinander kämpfen, dann hat das ganz natürlich auch Folgen für ihre sexuelle Beziehung. Wie ich schon sagte, genügt hier nicht eine Sexualtherapie, sondern der Berater muß den beiden helfen, die tieferliegenden psychischen Faktoren ihres Zusammenlebens zu erkennen.
Diese Probleme sind heute auch durch die sogenannte *sexuelle Revolution* größer geworden. So sind die meisten Menschen heute sehr ungeduldig miteinander, sie geraten bereits in Rage, wenn man von Geduld spricht. Dies gilt vor allem für jüngere Menschen, die gelernt haben, daß alle ihre materiellen Wünsche schnell erfüllt werden können. Sie unterscheiden sich ziemlich stark von der älteren Generation, die gelernt hat, daß man im Leben Geduld haben muß; etwa durch ihre Erfahrungen in den beiden Weltkriegen und den wirtschaftlichen Krisen. Sie wissen nur zu gut, daß es viele Dinge im Leben gibt, auf die man einfach warten muß, und daß man nicht alle Dinge zugleich haben kann.
So sind sehr viele Menschen in der Beratung gar nicht bereit, sich genügend Zeit zu lassen, um komplexe Probleme richtig anzuge-

hen. Wenn sie in einem Konflikt stehen, dann möchten sie diesen sofort gelöst haben. So erwarten sie von einem Berater zumeist schnelle Lösungen ihrer sexuellen Probleme, und es ist für ihn nicht leicht, solchen Menschen zu einer neuen Lebenseinstellung zu verhelfen.

Aber vielleicht haben wir schon viel erreicht, wenn wir unseren Klienten sagen können, daß alles im Leben Geduld braucht. Wir werden unsere Einstellung allerdings nur dann an die Klienten weitergeben können, wenn wir selber genügend Geduld aufbringen und wenn wir zuwarten können, bis wir die tiefere Dynamik in einer partnerschaftlichen Beziehung verstehen. Vielleicht ist das der wichtigste Beitrag, den Berater leisten können, um sexuelle Schwierigkeiten zu lösen, die durch die Emanzipationsbewegung der Frauen ausgelöst werden. Dennoch hat diese Bewegung keineswegs nur negative Seiten. Ein Berater muß sich dessen bewußt sein, daß gerade die feministische Bewegung viele positive Gedanken und Verhaltensweisen sowie einen dynamischen und hilfreichen Stil in der Partnerbeziehung zwischen den Geschlechtern in den Vordergrund gerückt hat. So sind viele Wortführer dieser Bewegung daran interessiert, eine volle *Befreiung des Menschen* zu erreichen, sowohl der Männer wie der Frauen. Allein schon die Tatsache, daß Männer und Frauen zusammenarbeiten, um die alten Partnerschaftsstereotypen zu überwinden und um tiefere Partnerbeziehungen zu erreichen, ist ein Anzeichen dafür, daß die Bewegung in die richtige Richtung geht.

Gewiß unterschlagen die Massenmedien und die klischeehaften Anschauungen der breiten Masse diese Ziele der Bewegung; für sie sind die entstehenden Konflikte interessanter. Diese Konflikte stellen viele Partner vor eine sexuelle Zerreißprobe. Ein Berater muß die beiden Seiten dieser Bewegung in ausgeglichener Weise sehen können, damit er den Klienten auch in einer angeheizten öffentlichen Diskussion helfen kann. Ein Ergebnis der Emanzipationsbewegung besteht in der Zunahme sexueller Aktivität, die jetzt nicht mehr ausschließlich auf Kindergebären und Kinderzeugen ausgerichtet ist. Wir erleben heute einen gewissen Pendelausschlag, der von den Extremen dieser Bewegung wegführt. Es setzt sich immer mehr eine *weichere Linie* durch, die sich von den radikalen Vertretern deutlich absetzt.

Viele Menschen in unserer Gesellschaft suchen nach tieferen Werten in einer Partnerschaft. Mir scheint, daß die alten Slogans, etwa der vom „Recht der Mutter auf ihren Bauch", etwas verblassen und daß heute die Rolle des Vaters für die Entfaltung eines Kindes auch wieder deutlicher gesehen wird. Viele Frauen sind in ihrem Kampf für volle Entfaltung und gegen Isolation müde geworden. Sie spüren eine starke Leere in ihrem Leben, wenn sie die Möglichkeiten einer partnerschaftlichen Beziehung zum anderen Geschlecht aufgegeben haben. Ein Berater sollte für alle diese Prozesse sehr feinfühlig sein und sehr offen in seiner eigenen Einstellung dazu. Auf keinen Fall aber darf er auf eine bestimmte Position fixiert sein, wenn er in diesen komplexen Prozessen zwischenmenschlicher Beziehungen eine Hilfe geben will.

14. JUGEND UND SEXUALITÄT

In unserer Gesellschaft werden Sexualität und Ehe immer mehr als zwei getrennte Bereiche angesehen. Wir erleben heute, daß uns in der Öffentlichkeit sexuelle Bilder und erotisches Material vielfältig präsentiert werden. Wir spüren auch, daß wir einen gesellschaftlichen Wandel durchmachen, den wir noch gar nicht vollends begreifen können. Wenn es schon nicht leicht ist, in einer solchen Welt zu leben, so ist es umso schwieriger, in einer solchen Welt aufzuwachsen, wo *Sexualität* von *Liebe* getrennt werden kann, wo die Werte vom Handeln gesondert werden und wo Moral von allen fundamentalen Prinzipien abgetrennt wird. Wir brauchen aber gerade in einer solchen Situation keine Berater, die Moralprediger oder Reformer sein wollen. Ein Berater sollte nicht völlig abseits von dieser Entwicklung stehen, es genügt auch nicht, wenn er die gesellschaftlichen und moralischen Umwälzungen in bezug auf sexuelles Verhalten bloß passiv aufnimmt. Unsere Gesellschaft braucht vielmehr solche Berater, die diese fundamentale Erfahrung unserer Gesellschaft verstehen können. Sie müssen eine Beziehung haben zu *allen Generationen*, mit denen sie leben, sie sollen auf die tieferliegenden psychischen Prozesse hinhorchen können, die unseren gesellschaftlichen Wandel bewirken. Nur wenn sie diese tiefere Dynamik richtig verstehen, können sie den einzelnen Menschen eine Hilfe bieten, mit ihren Fragen und Schwierigkeiten, ihren Zweifeln und Verwirrungen im Leben fertigzuwerden.

Es ist sehr wichtig, daß Berater die sexuelle Erfahrung heranwachsender junger Menschen verstehen können. Auch wenn die Techniken in der Beratung Jugendlicher nicht anders sind als bei erwachsenen Menschen, so muß ein Berater doch die ganze *Lebenswelt der jungen Menschen* sehen können, aus der ihre sexuellen Zweifel und Konflikte stammen. Der Berater sitzt hier weder zu Gericht über die Jugendlichen, noch soll er das Jugendalter in romantischer Weise idealisieren. Auch wenn er es in der Beratung immer mit einzelnen Menschen zu tun hat, so muß er doch den sozio-kulturellen Kontext beachten, in dem die jungen Menschen heute leben. Er muß auch die Funktion traditioneller religiöser Werte sehen und wieweit junge Menschen davon beeinflußt sind. Er muß die tieferliegenden Motive für die sexuelle Aktivität der Jugendlichen erkennen können. Denn diese ist oft gar nicht auf Lusterfahrung und menschliche Beziehung hin ausgerichtet. Für viele junge Menschen ist Sexualität einfach eine Aktivität, um ihr *Selbstbild aufzubauen* und aufrechtzuerhalten. Sie benötigen Sex, um ihre eigene Identität zu finden.

Erik Erikson hat in seiner klassischen Beschreibung der verschiedenen *Entwicklungsstufen* des Menschen die Jugendzeit als Periode beschrieben, in der die jungen Menschen ihre personale Identität konsolidieren. Sie müssen die verschiedenen Aspekte ihrer Lebenserfahrung und ihres biologischen Erbes miteinander vereinen, damit sie ihre eigene Individualität erkennen können, damit sie wissen, was sie meinen, wenn sie „Ich" sagen. Das ist eine Voraussetzung, um intime Beziehungen eingehen zu können. Aber gerade diese *Identitätssuche* ist nicht leicht zu verwirklichen. Sie ist häufig ein Kompromiß und nicht immer erfolgreich. Die jungen Menschen verlieren dadurch ihr bisheriges Gleichgewicht, sie steigen aus den bisherigen Beziehungen zu ihren Eltern aus, um eine neue Beziehung zu ihnen zu finden. Ohne diesen Bruch in der Beziehung zu ihren Eltern können sie kein eigenes Selbstbild aufbauen. Viele Beobachter haben betont, daß die *Gruppe der Gleichaltrigen* der wichtigste Faktor ist für die Entwicklung in der Jugendzeit. Die Jugendlichen fühlen, daß das Angenommenwerden von der Gruppe der Gleichaltrigen für ihr eigenes Selbstbild entscheidend ist. Erikson hat dies so ausgedrückt: Da sie vorübergehend ihre eigene Identität verlieren, schließen sie sich in Gruppen zusammen. Sie überidentifizieren sich mit Helden, Cliquen und Gruppen.

Auch ihre Suche nach dem *anderen Geschlecht* hängt mit dieser Identitätssuche zusammen. Das ist keine primär sexuelle Angelegenheit, wie Erik Erikson betont. Die Liebe des Jugendlichen ist ein Versuch, dadurch seine eigene Identität zu erreichen, daß er sein diffuses Selbstbild auf einen anderen projiziert und von diesem zurückgespielt erhält. Gelingt diese Identitätssuche nicht vollends, dann ist eine große Verwirrung das Ergebnis. Solange diese Verwirrung anhält, kann ein junger Mensch kaum wirklich erfüllende Beziehungen mit anderen Menschen eingehen. Für junge Menschen mit einem diffusen Selbstbild ist es schwierig, jene Schwelle des Lebens zu überschreiten, wo sie erfolgreich mit emotionaler Intimität umgehen können. Sie stürzen sich in viele intime Beziehungen, ohne sich dabei wirklich selbst hingeben zu können. Jugendliche erleben dieses Entwicklungsstadium auf oft sehr verschiedene Weise. Nicht jeder hat die gleichen Schwierigkeiten mit dem eigenen Selbstbild. Gerade in dieser Periode des *unvollständigen Selbstbildes* erfahren viele Jugendliche ein starkes Verlangen nach sexueller Aktivität, da ihnen ständig eingeredet wird, daß wir durch sexuelle Aktivität unsere volle Identität finden können.

Die Psychologen Michael Cohen und Stanford Friedman haben eine Reihe *nicht-sexueller Motive für sexuelles Verhalten* angeführt, die im Jugendalter im Vordergrund stehen. Diese sind sicherlich geprägt vom sozio-kulturellen Einfluß, unter dem junge Menschen heute aufwachsen. Als Berater müssen wir diese Faktoren sehen, damit wir die tieferliegenden Schwierigkeiten bei sexuellen Fragen besser verstehen können. Ich nenne im folgenden diese Faktoren:

1. Anerkennung durch die Gleichaltrigen: Der Druck aus der Gruppe der Gleichaltrigen hat einen enorm starken Einfluß auf das Leben der Jugendlichen. Denn der Jugendliche muß sich außerhalb der Familie neu abgrenzen. Unsere Kultur hat den Unterschied zwischen den Generationen sehr stark herausgestellt. Die Erfahrungen der jungen Leute wurden vielfältig erforscht, teils um sie für wissenschaftliche Zwecke auszunützen, teils aber um ihnen wirklich helfen zu können. Die Jugendlichen haben heute stärker als je eine Generation zuvor ihre *eigene „Jugendkultur"* entwickelt. Innerhalb der Gruppe hat die Anerkennung durch die anderen einen starken Einfluß auf ihr Leben. Sie fühlen sich isoliert und alleingelassen, wenn sie von ihren Freunden nicht bestätigt werden. So beginnen viele Jugendliche mit sexuellen Aktivitäten, um dadurch in der Gruppe der Gleichaltrigen anerkannt zu werden. Wer mit jungen Menschen zu tun hat, muß um diese Zusammenhänge Bescheid wissen: Wer bei sexuellen Beziehungen erfolgreich ist, wird von den Gleichaltrigen anerkannt, sein sozialer Status steigt. Natürlich hat das

zur Folge, daß Sexualität vorwiegend in selbstbezogener Weise erlebt wird und daß die ganze Erfahrung Angst und ambivalente Gefühle erzeugt.
Wer nun bei sexuellen Aktivitäten Schwierigkeiten hat oder versagt, zahlt dafür einen hohen Preis seines Selbstbewußtseins, da die Erwartungen um ihn herum so hoch sind. Es kann sein, daß ein Jugendlicher seine sexuellen Aktivitäten dann aufgibt, weil sein Glaube an sich selbst und seine sexuellen Fähigkeiten nicht verstärkt, sondern vermindert wurde. Die Schwierigkeiten mit dem Selbstbild sind das Hauptproblem Jugendlicher. In der Folge davon geraten sie in eine ausweglose Sackgasse, wobei die Jugendlichen sich immer tiefer in ihr personales Problem verstricken. Selbstverständlich ist der Einsatz der Sexualität, um persönliche Probleme zu lösen, nicht nur auf Jugendliche beschränkt. Aber es ist wichtig zu sehen, welches Gewicht diese Aktivität in der Welt der Jugendlichen hat.
2. Rebellion: Cohen und Friedman betonen weiter, daß die sexuelle Aktivität von den Jugendlichen häufig als eine Rebellion gegen die Eltern eingesetzt wird. Die Eltern sind es, die das sexuelle Verhalten ihrer Kinder beschränken. Sie tun dies aus ethischen oder religiösen Gründen, oder weil sie einfach davon überzeugt sind, daß allzuviel Sex ungesund sei für einen Menschen. Aber diese Haltung der Eltern bewirkt meist das Gegenteil. Denn die Jugendlichen fühlen, daß sie diese Wertvorstellungen zurückweisen müssen, um ihre eigene Rebellion darstellen zu können und damit eine größere Unabhängigkeit zu erreichen. Sie würden vielleicht die Werte der Eltern nicht so massiv zurückweisen, hätten die Eltern nicht so unbedingt darauf bestanden. Der springende Punkt dabei ist also nicht die Sexualität, sondern vielmehr die Kollision mit der elterlichen Wertordnung. Gewiß sind sexuelle Beziehungen in rebellischer Absicht nicht sehr erfüllend, besonders dann nicht, wenn noch andere Zeichen der Rebellion, wie Drogen und Kriminalität, hinzukommen.
3. Ausdruck von Feindseligkeit: Das Gefühl von Feindseligkeit gegen die ältere Generation ist nichts Ungewöhnliches. Aber manche Jugendliche steigern dieses Gefühl zu einem Extrem. Diese Feindseligkeit hängt damit zusammen, daß sich die Jugendlichen in ihrer Phantasie eine andere Vorstellung von der Wirklichkeit machen, als sie tatsächlich ist. Zumeist werden

zornige Teenager daran gehindert, ihren Gefühlen freien Lauf zu lassen. Die Jugendlichen haben ein gutes Gespür für die verwundbarsten Stellen ihrer Eltern. Weil sie genau wissen, wo sie ihre Eltern am meisten verletzen können, wählen sie, um ihr feindseliges Gefühl auszudrücken, den Bereich der Sexualität. Sie drücken damit Rachegefühle aus, aber keine echten sexuellen Gefühle. Sie möchten ihre Eltern bloß verletzen.

4. Flucht und Ausweg: Sexualität wird häufig als ein Ausweg aus anderen Schwierigkeiten benutzt. Jugendliche möchten von zu Hause ausbrechen, weil sie sich dort durch unvernünftige Verpflichtungen eingeschränkt vorkommen. So möchten viele junge Mädchen deswegen bald schwanger werden und damit eine Ehe erzwingen, um von zu Hause weggehen zu können. Aber offensichtlich haben solche Ehen nur einen sehr schwachen Bestand. Semmens und Lamers beschreiben in ihrer Studie über die Schwangerschaft von Teenagern drei Gruppen von Mädchen, die in diesem Alter schwanger werden: Zuerst die *„intentionale"* Gruppe, die sich über ihre Motive im klaren ist; sie möchten eine Ehe erzwingen, um von zu Hause weggehen zu können. In diesem Fall können sie es mit einem besseren Gewissen tun, weil sie sich für ihr Kind verantwortlich fühlen. Zweitens gibt es die *„akzidentelle"* Gruppe, deren Motivationen bei weitem nicht so klar sind. Hier sind noch andere Motive im Spiel als nur die Flucht von zu Hause. Sie können mit dem Verhaltensmuster in der Familie zusammenhängen oder mit der kulturellen Umgebung, in der die jungen Leute aufwachsen. Eine starke Motivation liegt auch in der Suche nach Identität und Unabhängigkeit. Drittens ist da eine Gruppe, die *„unbewußt"* reagiert: Das sind Mädchen, die entweder geistig zurückgeblieben sind oder nicht genügend bzw. überhaupt nicht über die menschliche Sexualität informiert worden sind. Es gibt also sehr verschiedene Faktoren und Gründe für eine Schwangerschaft und eine Ehe im Jugendalter, die wir erkennen müssen. Die jungen Menschen wollen dadurch der elterlichen Strafe oder schwierigen Lebensbedingungen zu Hause entkommen.

5. Der Ruf nach Hilfe: Sexuelle Aktivität im Jugendalter kann auch bedeuten, daß die Jugendlichen dadurch die Aufmerksamkeit ihrer Eltern auf sich lenken wollen und daß sie von ihnen seelische Hilfe erhalten wollen. Dies ist vor allem dann der Fall, wenn sie ihr sexuelles Verhalten vor den Eltern nicht verbergen. Viele Eltern ignorieren diese Dinge oder blocken sich psychisch gegen solche Hilferufe ab. Sie beschwichtigen sich in dem Glauben, daß dies nur eine vorübergehende Phase sei, oder sie verlassen sich auf Lehrer oder auf Berater, die den Jugendlichen schon helfen werden. Je weniger die Eltern die *Botschaften der Jugendlichen* aufnehmen, umso dramatischer müssen die Jugendlichen dann ihre Probleme zur Darstellung bringen. Sie wollen ihre sexuelle Aktivität so offen unter Beweis stellen, daß die Eltern sie einfach nicht mehr übersehen können. Ein Berater sollte hier den Eltern helfen, diese Dinge zu verstehen und die ursprüngliche Motivation der Jugendlichen zu erkennen. Denn sie brauchen in diesem Alter mehr als bloße Beschwichtigung, um mit ihren emotionalen Problemen umgehen zu können. Cohen und Friedman sind der Meinung, daß bei manchen Jugendlichen in ihren sexuellen Aktivitäten ein Versuch der Selbstzerstörung vorliegt. In diesem Fall kann das sexuelle Verhalten andere depressive Zeichen verstärken, etwa die Einnahme von Drogen, häufige Autounfälle und Selbstmordversuche. Man löst aber keine Probleme, wenn man Jugendlichen ihre sexuellen Aktivitäten verbietet.

Andererseits können Jugendliche durch sexuelle Aktivitäten auch ihre *Suche nach Liebe* und Zuneigung ausdrücken. Junge Mädchen möchten deswegen schwanger werden, weil sie im Kind eine Quelle der Liebe sehen. Sie hoffen, daß sie das Kind mit ihrer Liebe verwöhnen können und daß sie selbst vom Kind Zuneigung erhalten. Ein Mädchen spielt in seiner Phantasie diese Situation durch. Die junge Mutter wird nach der Geburt sehr enttäuscht sein, wenn sie mit der harten Wirklichkeit konfrontiert ist, wenn sie mit den normalen Wünschen des Kindes zu tun hat. Da das Kind die Wünsche der Mutter nicht befriedigen kann, entwickelt diese ein ambivalentes oder gar negatives Gefühl gegen ihr Kind. Das ganze weitere Leben wird selbstzerstörerisch sein. — Aber es gibt noch andere Motive für sexuelle Aktivität in der Jugendzeit. Wir können nicht jede sexuelle Aktivität der Jugendlichen als Suche nach Selbstidentifikation interpretieren. Berater müssen hier sehr intensiv nach der wirklichen psychischen Dynamik forschen, um den Jugendlichen helfen zu können, damit sie verstehen, was in ihnen vorgeht. Sie

können sich darüber in verschiedenen humanwissenschaftlichen Studien genau informieren.
So hat Lyon Hyams unlängst in einer Studie festgestellt, daß das sogenannte *progressive Sexualverhalten* auch eine Menge Probleme für die jungen Menschen mit sich bringt. Sexualität, Liebe, Einsamkeit und Tod sind häufig mit Angst verbunden. Wir müssen uns in der Beratung mit jedem Klienten individuell beschäftigen, wir können nicht einfach unser angelesenes Wissen in ihn hineininterpretieren. Hyams nennt vor allem drei Gründe der Angst bei jungen Menschen: a) die Angst vor Unrecht und Tod, b) die Angst vor dem anderen Geschlecht, c) die Angst, nicht normal zu sein. Ein Großteil der Angst junger Menschen hängt mit ihrem Sexualverhalten zusammen. Die meisten von ihnen haben wohl irgendeine vage Vorstellung über die Geburtenkontrolle durch chemische oder physikalische Verhütungsmittel. Dennoch haben viele junge Mädchen Angst vor sexuellen Beziehungen. Sie machen sich im Zusammenhang mit Schwangerschaft und Geburt Sorgen um das ungeborene Kind, um den Geburtsvorgang, sie haben Angst vor Kaiserschnitt und anderen Komplikationen. Viele junge Mädchen fürchten auch, beim sexuellen Verkehr verletzt zu werden. Hier genügt also die Information allein nicht, um diese tieferliegende Angst zu ergründen und zu überwinden. Berater sollten in solchen Fällen nicht nur richtige Informationen geben, sondern sie sollten diese Angstgefühle bewußt machen.
Auch wenn es in den letzten Jahren große Mode geworden ist, von „Unisex" zu sprechen, so beschäftigen sich doch viele junge Mädchen mit den sexuellen Unterschieden zwischen Mann und Frau. Es erstaunt sie, daß Männer schneller sexuell erregt sind als sie selber; oder sie machen sich Gedanken über das subjektive Erleben der Männer und wieweit sich dieses von ihren eigenen Erfahrungen unterscheidet. Auffallend in dieser Studie von Hyams ist die fehlende Information über die sexuelle Erfahrung des männlichen Geschlechtes. Viele Mädchen in diesem Alter sind erstaunt, daß die Männer anscheinend keine emotionale Beziehung brauchen, um sexuelle Befriedigung zu erleben, während sie selber tiefes Verlangen danach haben. Sie haben auch Angst, daß es noch andere körperliche oder seelische Faktoren geben könnte, wodurch sich die beiden Geschlechter in ihrem

Sexualverhalten weitgehend unterscheiden. Es ist gewiß nicht einfach, mit allen diesen Schwierigkeiten und Fragen umzugehen. Es gibt also gerade in unserer aufgeklärten Zeit noch viele ungelöste Problemfelder. Die Aufgabe des Beraters besteht nun darin, auf diese Probleme zu hören, sie zu verstehen und den jungen Leuten nützliche Informationen und die Möglichkeit zu geben, ihre eigenen Gefühle und Konflikte zu begreifen.
Die jungen Menschen suchen meist nach einem gewissen normalen *Standard,* an dem sie ihr Verhalten und ihre Gefühle messen können. Diese Suche hat zwei Komponenten: Die Mädchen möchten auf der einen Seite wissen, was sie tun sollen und was von ihnen normalerweise verlangt wird; zweitens möchten sie wissen, ob ihre Gefühle adäquat und normal sind. Sie möchten eine Antwort auf diese Fragen, auch wenn ihnen theoretische Antworten sehr wohl bekannt sind. Sie können diese Fragen aber nicht selbst beantworten, sie suchen nach einem Fundament, auf dem sie ihr persönliches Intimleben aufbauen können. Ich habe den Eindruck, daß die jungen Leute heute die Versprechungen der „sexuellen Revolution" genausowenig hinnehmen, wie ihre Großeltern die Lebensregeln der viktorianischen Moral wirklich akzeptiert haben. Ein Berater muß erkennen, daß die jungen Menschen Hilfe von außen brauchen. Er kann ihnen aber durch Moralpredigten keinesfalls helfen, eine verantwortliche Einstellung zu ihrem Leben zu finden. Mädchen können gerade in diesem Alter von solchen Personen sehr stark abhängen, die ihnen auf diese Frage eine Antwort geben. Der Berater muß ihnen helfen, durch alle moralischen Traditionen und Glaubenssysteme hindurch ihre eigenen Antworten zu finden. Auch hier geht es vor allem um das Finden eines *Selbstbildes* und der *eigenen Identität.* Hyams ist der Ansicht, daß unsere kulturelle Pathologie darin besteht, daß wir unser Verhalten und unsere Gefühle an äußeren, absoluten Kriterien messen wollen. Das gilt sicherlich auch für die Jugendlichen in diesem Alter. Sie sind durch die perfektionistische Einstellung unserer Zeit der Sexualität gegenüber sicher sehr in Mitleidenschaft gezogen. Sie spüren diesen perfektionistischen Druck sehr stark. Aber sie müssen ihren eigenen Weg finden! In diesem komplizierten Wachstumsprozeß können nur feinfühlige Berater weiterhelfen, die sich mit ihren Gefühlen auf einen anderen Menschen einlassen können.

15. PROBLEME DER REIFEZEIT

Es mag für den Berater nützlich sein, wenn er sich bewußt ist, daß nicht alle jungen Leute nach einem undisziplinierten sexuellen Verhalten streben. Wenn sie nach bestimmten Standards suchen, dann drücken sie dadurch ihre Abhängigkeit aus. Gleichzeitig aber möchten sie das tun, was richtig ist. Sie suchen nach einer Basis für ihre Lebensentscheidungen. Sie fühlen, daß sie für eine reife Sexualität noch nicht bereit sind, aber sie können dies nicht klar ausdrücken. Sie spüren von seiten der Gleichaltrigen einen starken Druck. Aber gleichzeitig erleben sie von innen heraus ihre eigene Unreife. Vielleicht ist es für einen Berater sogar nützlich, auch einmal über den positiven *Sinn der Keuschheit* nachzudenken, auch wenn heute darüber kaum gesprochen wird. Das heißt aber nicht, daß der Berater ein Moralprediger sein soll. Viele Leute, mit denen die Jugendlichen zusammenkommen, repräsentieren durch ihren Beruf einen moralischen Standard, der teilweise aus religiösen Gründen Selbstkontrolle und Keuschheit erfordert. Dies gilt vor allem für Seelsorger und Religionslehrer. Für sie ist es wichtig, daß sie eine scharfe Trennung vornehmen zwischen ihrer moralischen Lehre und dem Prozeß der Beratung. Trotzdem sollen sie ihre eigene Identität und ihre Überzeugungen nicht verleugnen.

Die Psychologin Beverley Mead untersuchte einige Argumente für voreheliche Sexualität. Ein solches Argument lautet zum Beispiel: „*Sex macht Spaß.*“ Warum sollten wir uns eine solche Quelle der Lust vorenthalten? Die Burschen erleben die Lust meistens ohne Komplikationen, während die Mädchen auf Grund einer doppelten Moral stärkeren gesellschaftlichen Sanktionen ausgesetzt sind und daher bei vorehelicher Sexualität vorsichtiger sind. Dies ist einfach eine Realität unseres gesellschaftlichen Lebens. Die Männer können mit ihrer Sexualität meist unbeschwerter umgehen als die Frauen. Die meisten jungen Leute sagen, daß sie durch sexuelle Erfahrungen vor der Ehe etwas dazulernen möchten. Mead ist der Ansicht, daß dies gelegentlich auch ein verzerrtes Lernen sein kann, daß die jungen Leute auch eine Fehlinformation über ihre Sexualität bekommen können. Denn es fehlen noch wichtige Komponenten, wie etwa Liebe, Sehnsucht und eine dauerhafte Beziehung. Häufig sagen die jungen Leute: Wir wollen wissen, ob wir sexuell zueinander passen. Aber auch dieser Test gelingt nicht immer in der vorehelichen Sexualität. Denn wenn die äußeren Umstände einer sexuellen Erfahrung zu beengend sind, dann können viele Frustrationen sich einstellen, und die beiden sehen nicht klar, ob sie sexuell und personal zusammenpassen.

In der vorehelichen Sexualität spielt auch die genannte Emanzipationsbewegung eine große Rolle. Die jungen Leute zeigen durch ihre sexuellen Erfahrungen ihre Unabhängigkeit, sie wollen das „Establishment" herausfordern. Wie bereits gezeigt, wird Sexualität für viele nicht-sexuelle Zwecke benutzt. Das mag einige Befriedigung geben, entfaltet aber noch nicht Sexualität. Häufig sagen die jungen Leute: „Wir kennen einander, wir lieben einander, wir verstehen einander. Unsere sexuelle Beziehung ist einfach Ausdruck unserer Liebe zueinander. Wir können aus wirtschaftlichen Gründen noch keine Ehe beginnen, aber wir möchten die Sexualität nicht aus unserer Beziehung ausschließen." Was ist zu solchen Behauptungen zu sagen? Mead ist der Ansicht, daß viele junge Leute solche Dinge oft unüberlegt und impulsiv sagen, daß es aber tatsächlich solche Beziehungen im Jugendalter gibt. Dennoch plädiert Mead für weitgehende Keuschheit vor der Ehe, aber nicht auf Grund der herkömmlichen Argumente. Denn viele dieser Argumente basieren auf Aberglauben, oder sie drücken die Angst vor venerischen Krankheiten aus. Die meisten jungen Leute lachen darüber, wenn sie ein solches Argument hören.

Mead versucht vielmehr, eine positive Beziehung zur Keuschheit herzustellen als einem Wert des Individuums und der Gesellschaft. Sie geht von der unterschiedlichen sexuellen Veranlagung aus: Wir müssen unsere Fähigkeit zu sexueller Lust weitgehend lernen und erst entfalten. Die sexuellen Erfahrungen sind für die meisten jungen Leute stark lustbetont. Wenn aber eine Erfahrung einseitig lustbetont ist, dann wird sie für später hinzukommende neue Dimensionen nicht so leicht zugänglich sein. Wenn aber junge Leute sexuelle Erfahrungen sammeln, dann tun sie

dies sehr oft unter Umständen, die der Lusterfahrung hinderlich sind. Sehr oft haben sie auch Angst dabei, oder sie machen sich Sorgen um die Folgen, oder sie haben Schuldgefühle und sind von der ganzen Situation enttäuscht. Die Burschen fühlen sich bei ihren sexuellen Beziehungen meist weniger enttäuscht als die Mädchen, außer sie geraten in moralische Konflikte. Die Mädchen sind deswegen häufiger enttäuscht, weil sie gelernt haben, daß Sexualität mit Liebe verbunden ist. Sie können nicht verstehen, warum das für die Burschen nicht gelten soll. Ihr romantischer Traum von einer wundervollen, zärtlichen und aufregenden Situation wird sich auf diese Weise nicht erfüllen. Sie fühlen sich dann häufig enttäuscht, manchmal sogar mißbraucht; dies besonders dann, wenn der Partner ihre romantischen Vorstellungen nicht teilt. Mead vermutet, daß eine allzu frühe sexuelle Aktivität sehr oft eine negative Einstellung zur Sexualität im späteren Leben zur Folge hat. Vielleicht können wir generell soviel sagen: Die späteren sexuellen Beziehungen werden umso erfüllender sein, je positiver die ersten Beziehungen erlebt wurden.
Gordon Jensen und Myna Robbins haben einige weitverbreitete *Grundeinstellungen* herausgearbeitet, die in der Beratung von Jugendlichen wichtig sein können. Ein Berater sollte zunächst einmal seinem Klienten sorgfältig zuhören und echte Fragen stellen. Viele Berater zögern oft, klärende Fragen zu stellen. Das kann aber dann zu schweren Mißverständnissen des ganzen Beratungsprozesses führen. Denn dann bleiben manche Dinge oft zweideutig und in Schwebe. Deutet ein Berater eine Antwort auf verkehrte Weise, so kann er dadurch eine ganze Lebensgeschichte falsch interpretieren. Daher ist es wichtig, explizite Fragen zu stellen über die Dinge, die ihm nicht ganz klargeworden sind. Das zweite ist, daß die Berater Moralpredigten vermeiden sollen. Dennoch aber sollten sie ihre eigenen Überzeugungen klar darlegen und ihre eigene Bewertung der Sexualität den Jugendlichen mitteilen. Denn die Jugendlichen erwarten, daß Erwachsene über diese wichtigen Lebensbereiche eine feste Meinung haben. Sie möchten erfahren, wie Erwachsene mit diesen Problemen umgehen, die sie jetzt quälen. Wenn es uns gelingt, in diesen Fragen völlig offen und ehrlich zu sein, wenn wir also nicht bloß Standardantworten wiederholen, dann

werden die Jugendlichen unsere Antworten in ihr eigenes Verhalten integrieren können.
Berater sollten auch vorsichtig sein, damit sie die sexuelle Rebellion der jungen Leute nicht noch verstärken. Denn wie wir gesehen haben, wendet sich eine solche Rebellion nicht immer gegen sexuelle Restriktionen. Sie richtet sich gegen ganz andere Ziele. Wenn wir einen zu herrischen und befehlenden Ton anschlagen, dann werden wir die Rebellion nur verstärken. Wenn dann noch Übertragungsgefühle hinzukommen, wird die Situation vollends schwierig. Berater sollten sich auch vergewissern, ob die sexuelle Information der Jugendlichen richtig ist. Sie sollten niemals annehmen, daß die jungen Leute schon hinreichend informiert sind. Denn es kursieren in der Gruppe der Gleichaltrigen auch sehr viele *Mythen über die Sexualität*, die sich von den Märchen unserer Großmütter oft nicht viel unterscheiden. Solche Mythen können auch in einer aufgeklärten Zeit sehr langlebig sein. Wir sollten den Informationsmangel nicht unterschätzen, auch wenn heute die meisten Leute so tun, als wüßten sie alles über die menschliche Sexualität.
Weiters ist es für einen Berater wichtig, daß er sein eigenes Sexualverhalten voll verstehen und akzeptieren kann. Berater teilen in diesem Bereich immer ihre eigene Reife oder Unreife, ihre Selbstannahme oder Selbstverweigerung mit. Das spüren die jungen Leute sehr schnell. Wenn Berater in diesen Dingen selbst ängstlich und unsicher sind, dann wird der Beratungsprozeß sehr erschwert. Ein Berater muß auch *Vertrauen* haben in die jungen Leute. Sie sind nämlich sehr empfindlich gegenüber jeder Art von Verletzung; ein Berater sollte sich also niemals über sie oder ihre Eltern lustig machen. Die jungen Leute sind deswegen so sensibel und verletzbar, weil sie hart darum ringen müssen, ihr eigenes Selbstbild aufzubauen. Wir müssen sie so akzeptieren, wie sie sind, nämlich sensibel, unsicher und abhängig von unseren Reaktionen. Allein wenn man sie völlig ernst nimmt, ohne sie abzuwerten, so ist das schon eine große Hilfe. Ebenso sollte ein Berater nicht zu neugierig sein über die Details des jugendlichen Sexuallebens, denn solche Detailfragen tragen kaum dazu bei, die Schwierigkeiten zu beseitigen. Ein Berater muß ein reifer und *offener Mensch* sein, wenn er jungen Menschen bei sexuellen Fragen, Zweifeln und Schwierigkeiten helfen will.

Die Jugendzeit ist gewiß keine leichte Lebensperiode, denn das Selbstbewußtsein der jungen Leute ist in diesem Alter sehr verletzbar und sensibel. Viele Jugendliche stehen heute unter dem gewissen Zwang, daß sie alles über Sexualität wissen müßten, auch wenn sie es tatsächlich nicht wissen. Das aber verstärkt nur ihr Unbehagen, und sie scheuen sich, irgendwelche Fragen zu stellen. Viele Lehrer und Seelsorger, aber auch manche Berater überhören die leisen Andeutungen der Jugendlichen, mit denen sie indirekt und symbolisch auf ihre Probleme hinweisen. Man braucht oft sehr viel Gespür, um zu verstehen, was junge Leute wirklich sagen wollen. Es ist viel Offenheit und Aufmerksamkeit notwendig, um diese indirekten und *verborgenen Botschaften* der jungen Leute richtig aufzunehmen.
Jugendliche haben häufig Zweifel an ihrer sexueller Normalität. Aber da sind sie nicht die einzigen, dieser Zweifel geht praktisch durch alle Lebensalter. Viele Jugendliche machen sich Sorgen, ob sie in ihren sexuellen Erfahrungen wohl wie richtige Männer und Frauen reagieren. Hier muß ein Berater einiges wissen über die *Bandbreite der sexuellen Normalität* und über die medizinischen und psychologischen Aspekte der Sexualität überhaupt. Die beste Voraussetzung für eine Beratung ist, daß der Berater das menschliche Leben selbst voll akzeptieren kann. Wenn der Berater seine eigenen Probleme nicht verdrängt und seine eigenen sexuellen Schwierigkeiten nicht verbirgt, dann kann er den jungen Menschen am meisten helfen. Denn sie können dann am besten mit ihren Problemen fertigwerden, wenn sie die Gewißheit haben, daß sie damit nicht zurückgewiesen oder beschämt werden. Wenn ein Berater offen zugibt, daß er selber auch Probleme hat, dann macht er den Jugendlichen Mut, mit ihren eigenen Nöten behutsam umzugehen.
Was sind nun die spezifischen Bereiche, in denen ein gut informierter und reifer Berater Antwort geben können sollte? Zunächst soll er den jungen Menschen erlauben, ihre *Angst offen auszudrücken*; er soll diese Angst keinesfalls beschwichtigen. Das ist ein erster Schritt, um die Ursachen mancher Probleme zu erkunden. Denn nur der Klient selber kann uns sagen, was ihn bewegt; und dafür braucht er Zeit und Raum. Der Berater muß sich vor allem des emotionalen Kontextes der einzelnen Probleme annehmen. So ist die Frage der Masturbation für viele

Jugendliche ein schweres Problem, das Angst verursacht, auch wenn es in den letzten zehn Jahren sehr freimütig diskutiert wurde. Aberglaube und alte Mythen sterben nur sehr langsam. Oft glauben junge Menschen, daß sie ihren Altersgenossen gegenüber Außenseiter seien. Der Berater muß hier ein Gefühl bekommen für tieferliegende Zusammenhänge. Zunächst einmal muß er wissen, daß Masturbation nicht zu körperlichen Leiden führt, wie früher allgemein angenommen wurde. Er muß sich einfach der individuellen Lebensgeschichte des jungen Menschen zuwenden, der vor ihm steht.
So geben uns z. B. die *Phantasien der Masturbation* einen wichtigen Schlüssel über die tieferen Prozesse im Leben eines jungen Menschen. Auch hier genügt Beschwichtigung allein nicht. Der Berater muß die Sexualphantasie deuten können im Kontext anderer Gefühle. Wenn homosexuelle Phantasien lange anhalten, dann muß der Berater sehr vorsichtig erkunden, was dahintersteht. Anders kann er das Leben des jungen Menschen nicht in positiver Weise beeinflussen. Viele junge Menschen streben einem körperlichen Idealbild nach und wollen sich mit diesem identifizieren. Deswegen machen sie sich übermäßig Sorgen über ihre Sexualorgane. Aber dies ist nicht ihr einziges Problem, sondern es deutet nur auf einen größeren Problemzusammenhang hin, der in der Zeit der Pubertät entstanden ist und den viele Erwachsene niemals überwunden haben. Die jüngsten Forschungen haben deutlich gezeigt, daß die übermäßige Sorge über die Größe des männlichen Penis eine unbegründete Sorge ist. Masters und Johnson haben empirisch nachgewiesen, daß kleine männliche Sexualorgane sich im Zustand der Erregung stärker vergrößern als solche, die im nicht-erregten Zustand größer sind. Auch betonen diese Forscher, daß die Größe des Penis relativ wenig Einfluß hat auf die sexuelle Stimulierung der Frau. Sexuelle Übereinstimmung hängt also nicht von der Penisgröße ab. Aber ein Berater muß hier hellhörig sein für die anderen Fragen, die hinter diesem Problem stehen können. Denn die Angst um die Größe der Sexualorgane kann *tiefere Identitätsprobleme* oder homosexuelle Konflikte ausdrücken. Ein Berater wird dann am besten helfen können, wenn er diese Gefühle tiefer zu erkunden beginnt. Er muß also seine Fragen ausweiten auf die ganze Persönlichkeitsstruktur des Klienten.

Ein anderes Problem für junge Menschen sind oft ihre *sexuellen Träume.* Solche Träume sind völlig normal, ebenso wie die Samenejakulation während solcher Träume bei erwachsenen Männern normal ist. Die jungen Menschen wollen mit einem Erwachsenen darüber sprechen können, der nicht schockiert ist ob ihrer Träume. Normale Menschen können über diese Fragen auch offen diskutieren. Berater sollten sich vor allem dann ernster damit beschäftigen, wenn die sexuellen Träume eine sexuelle Dysfunktion ausdrücken. Viele junge Menschen sind darüber besorgt, ob sie homosexuell sind oder nicht. Sie mögen manchmal homosexuelle Gefühle entwickeln, aber sie wissen nicht, ob das ihre Grundorientierung ist. Diese Fragen hängen häufig mit dem Prozeß der Identitätsfindung und mit dem eigenen Körperbild zusammen. Auch hier soll der Berater dem Klienten helfen, seine Sorgen auszudrücken und tiefer zu ergründen. Er wird dem jungen Menschen deutlich machen, daß auch völlig normale Menschen von Zeit zu Zeit homosexuelle Gefühle entwickeln. Aber dieser Bereich benötigt eine große diagnostische Sensibilität, damit man das vorgelegte Material nicht überinterpretiert. Wenn hier ein Berater nicht zu Rande kommt, dann soll er den jungen Menschen lieber an einen Psychologen verweisen.

Ein anderes Problem hängt mit unserer modernen Standardvorstellung zusammen, daß sexuelle Beziehungen für Jugendliche notwendige Lebenserfahrungen darstellen. Es gibt heute noch junge Mädchen in manchen Bevölkerungsschichten, die übermäßig darauf aus sind, ihre Jungfräulichkeit möglichst schnell zu verlieren. Auch hier muß ein Berater tiefer fragen, woher diese übermäßige Sorge eines jungen Menschen kommen kann. Solche Probleme hängen häufig mit dem eigenen Selbstbild, mit dem Erziehungsideal oder der Erwartung der Gruppe der Gleichaltrigen zusammen. Jedenfalls sollte ein Berater nicht der Meinung sein, daß sexuelle Erfahrungen schon alle Probleme der Jugend lösen. Heute fühlen sich viele, die mit Jugendlichen zu tun haben, etwa Priester, Lehrer, Krankenschwestern oder Ärzte, überfordert von den sexuellen Problemen, mit denen sie da konfrontiert werden. Viele Eltern fühlen sich den Problemen der Jugendlichen nicht mehr gewachsen, deswegen vermeiden sie es, sich tiefer damit einzulassen. Sie fühlen sich oft schuldig oder verantwortlich für die Probleme ihrer Kinder. So werden wichtige Bereiche der sexuellen Erziehung immer häufiger dem Berater überlassen. In dieser Situation müssen wir aber zuerst mit den Eltern arbeiten, um ihnen zu helfen, sich auf die Probleme der Jugendlichen wirklich einlassen zu können. So müssen häufig auch die Eltern in die Beratungssituation einbezogen werden, besonders dann, wenn die innerfamiliäre Dynamik zum Verständnis eines Problems notwendig ist.

16. SELBSTBEFRIEDIGUNG

Selbstbefriedigung oder Masturbation wird in letzter Zeit immer häufiger als eine völlig normale Erscheinung gewertet. Viele wissenschaftliche Studien haben uns darüber näheren Aufschluß gegeben. Ich möchte hier nicht über die moralische Seite dieses Problems sprechen, ich stelle nur fest, daß auch die religiöse Bewertung dieses Verhaltens lockerer geworden ist. Dennoch haben manche Kirchen, wie etwa die römisch-katholische Kirche, häufig den Standpunkt vertreten, daß die Masturbation eine Unordnung des sexuellen Lebens darstelle. Aber ich denke, daß viele religiöse Menschen dieses Problem nicht richtig verstehen. Sie haben Konflikte in diesem Bereich oder fühlen sich darin unsicher. Der Berater hat es nur mit der *psychologischen Seite* des Problems zu tun. Es ist zumindest nicht direkt die Aufgabe des Beraters, die Moralvorstellungen unserer Kulturepoche zu verändern. Seine Aufgabe besteht vielmehr darin, Menschen mit emotionalen Problemen eine verständnisvolle und wohlfundierte Antwort zu geben, besonders da wir heute eine Weiterentwicklung so mancher moralischer Werte erleben.

Auf der anderen Seite sollte ein Berater auch nicht jenen extrem liberalen Standpunkt einnehmen, der heute weithin Mode geworden ist. Da wird gesagt, die Masturbation habe uns von der starren viktorianischen Moral befreit, und die alten Schuldgefühle und Ängste seien nun vollends ausgetrieben. Viele wissenschaftliche Autoritäten sehen die Masturbation als normale sexuelle Aktivität in jedem Lebensalter an. Viele dieser modernen Meinungsmacher haben ihre privaten Überzeugungen politisiert. Dann preisen sie Masturbation als einen sozialen Fortschritt an. Die emanzipierten Frauen sehen darin die effektivste Rache gegenüber ihren „natürlichen Feinden", den chauvinistischen Männern. Es hat sich eingebürgert, daß Masturbationsszenen in Filmen und Sexmagazinen gezeigt werden. Dabei wird die Selbstbefriedigung sehr stark romantisiert. Aber man hat wenig über die psychologische Seite dieses Verhaltens nachgedacht.

Trotz der massiven Versicherung seitens der öffentlichen Meinung, daß Masturbation keine schädlichen Folgen habe und nur eine Quelle der Lust sei, kommen viele Menschen dadurch doch in innere Konflikte, erleben Gefühle der Depression und der Einsamkeit. Vielleicht hängt die weitverbreitete Angst bezüglich der Masturbation damit zusammen, daß man früh eingeschärfte Gefühle — etwa durch Erziehung und Sozialisation — nicht so schnell verändern kann. Wir stoßen in der Beratung häufig auf diese Angst, auch wenn wir rational wissen, daß Masturbation völlig normal ist. Die Aufgabe des Beraters besteht nun darin, den Menschen diese Schuldgefühle bewältigen zu helfen.
Ich bin mir aber nicht ganz sicher, ob dies die einzige mögliche Erklärung ist für die anhaltenden *Schuldgefühle* im Zusammenhang mit Masturbation. Es ist nämlich durchaus möglich, daß sich in der Masturbation viele andere Probleme eines Menschen ausdrücken. Kritische Beobachter sind der Ansicht, daß die Selbstbefriedigung die Menschen nicht so sehr befreit habe, wie zunächst erwartet wurde. Und sie äußern sich besorgt über ihre Auswirkungen auf das gesellschaftliche Leben. Aber niemand kann sagen, warum diese Schuldgefühle da sind. Deswegen muß der Berater einfach den Klienten anhören und dessen Lebensgeschichte und subjektive Erfahrung erkunden. Er darf hier nicht mit einer vorschnellen Erklärung für diese Angst zur Stelle sein. Denn Sexualität spricht eine sehr subtile Sprache, und ein Berater muß auf ihre leisesten Untertöne und Nebentöne achten. Wie wir gesehen haben, können wir unsere Sexualität auch für viele nichtsexuelle Ziele einsetzen. Wir stehen erst am Anfang, den Sinn der menschlichen Sexualität und die Konflikterfahrungen, die mit ihr zusammenhängen, zu verstehen. Wir müssen auch die Masturbation im größeren Kontext der *Persönlichkeitsstruktur* eines Menschen sehen.
Die Selbststimulation der Geschlechtsorgane beginnt bei beiden Geschlechtern schon sehr früh. Sie gehört einfach zur Entwicklung eines Kindes, daran ist nichts abwegig. Aber wir haben die Sexualität des Kindes lange Zeit außer acht gelassen. Erst heute beginnen wir, uns näher damit zu beschäftigen. Die ungeheure Kraft der Sexualität für unser Leben wird uns heute erst so richtig bewußt. Sexualität ist nicht etwas Fremdes in unserem Leben, sondern sie ist ein Teil der menschlichen Natur. So ist es nicht

erstaunlich, daß die Sexualität auch ein *selbstbezogenes Phänomen* ist, in allen Stadien der menschlichen Entwicklung. Wir können die Erfahrung der eigenen Existenz nicht anders erkunden als in unserer eigenen Lebenswelt und an unserem Körper. So gehört Narzißmus zu den frühen Stadien des Lebens. Erst der langsame Reifeprozeß befähigt uns, immer mehr von uns selbst wegzugehen und uns anderen Menschen mitzuteilen. Die Jugend ist eines der wichtigsten Stadien in der persönlichen Entwicklung eines Menschen. In dieser Zeit bildet sich die individuelle Integrität heraus und verfestigt sich. Gleichzeitig konsolidiert sich die sexuelle Identität eines Menschen. In diesem Entwicklungsprozeß spielt die Masturbation eine wichtige Rolle. Sie ist einfach ein Phänomen unserer natürlichen Entwicklung — und nicht das Werk böser Geister. Sie ist die notwendige Erfahrung eines Menschen, um die volle Integrität seiner selbst zu erreichen und um in die nächste Entwicklungsphase eintreten zu können. Masturbation ist ein Entwicklungsfaktor im Prozeß der Identitätsstabilisierung.

Für einen Jungen ist die Masturbation eine plötzlich entdeckte, überraschende *Quelle der Lust.* Das können wir nicht leugnen, obwohl Masturbation mehr als Lusterfahrung bedeutet. In der Masturbation drückt ein junger Mann aus, wie er mit seinem Wachstumsproblem umgeht. Er arbeitet sich im wörtlichen Sinn durch dieses Problem durch. In der Masturbation erfährt er sich selbst in einer neuen Weise, er erlebt durch diese Aktivität einen Hinweis auf seine zukünftige Identität. Er erfährt sich als ein sexuelles Wesen, das dazu bestimmt ist, durch den genitalen Ausdruck seiner Sexualität die volle persönliche Identität zu erlangen. In der Sicht dieses Entwicklungsprozesses ist an der Masturbation nichts Unnatürliches. Sie ist ein dynamisches Ereignis, durch das der junge Mensch seine regressiven und primitiven Elemente der Sexualität überschreitet, die für ein früheres Lebensalter charakteristisch waren. Mit der Masturbation bricht er aus dem Narzißmus aus. Andererseits ist die Selbstbefriedigung ein Zeichen dafür, daß sich der junge Mensch selbst findet, um sich in seinem Lebenszyklus weiterentwickeln zu können. Er erlebt etwas Tiefgreifendes in bezug auf seine Identität, er entdeckt etwas, was für seine weitere Entwicklung wesentlich ist.

In dieser Sicht wird die Masturbation zu einem Indikator im Wachstumsprozeß, zu einem Zeichen dafür, daß ein Mensch sich selbst in der Weise sucht, die ihm möglich ist. Dies ist ein wichtiger Aspekt in seinem *Wachstumsprozeß,* wo er die einzelnen sexuellen Elemente seiner Persönlichkeit zusammenfügt. Der Psychologe Peter Blos meint dazu: Die Masturbation löst normalerweise neue Bewegungen, Veränderungen und Entwicklungen aus, sie stabilisiert in konsequenter Weise die Selbst-Repräsentation und erleichtert den vollen Zugang zur Genitalität. Daher ist Masturbation ein wichtiger Entwicklungsschritt von der prägenitalen zur genitalen Phase des Menschseins.
Daraus folgt aber nicht, daß diese Entwicklung ohne Konflikte verläuft oder daß dabei nicht auch andere Faktoren im Spiel sein könnten. Unser Leben ist kompliziert, und es wirken immer sehr viele Einflüsse auf die Konsolidierung unserer Identität. Diese Entwicklung geht keineswegs automatisch vor sich, wie wir aus den vielfältigen Schwierigkeiten der Jugendlichen sehen können, die mit ihrer sexuellen Identitätsfindung zusammenhängen. Aus diesem Grund ist eine einfühlsame Beratung während dieser Lebensperiode äußerst wichtig. Alle generalisierenden Anweisungen oder alle moralischen Standpunkte für oder gegen die Masturbation helfen dabei wenig. Der Berater muß auf die Entwicklung des jungen Menschen sehen, nicht auf seine Masturbation. Nur dann kann er den Kampf um seine Identität sehen, und er kann die positive Rolle der Masturbation in diesem Kampf verstehen.
Gewiß gibt es eine *exzessive Fixierung* auf die Masturbation, die das ganze Bild verzerrt. Der Berater ist auch hier nicht der Anwalt der Moral oder der herkömmlichen Sittlichkeit, sondern er ist ein erwachsener Gesprächspartner, der selber diesen Wachstumsprozeß erlebt hat. Ganz allgemein läßt sich sagen: Die Masturbation markiert einen wichtigen Übergang im Jugendalter, den Schritt von sich selbst zu den anderen, die Transformation von narzißtischen Einstellungen zu Beziehungen zu anderen Menschen. William Moore hat dazu gesagt: Die Bedeutung dieses Geschehens besteht darin, daß einer fähig wird, ein heterosexuelles Liebesobjekt zu finden. Dies erlernt er durch eine Serie von Objektbeziehungen in seiner Phantasie während der sexuellen Masturbation. Ohne diesen Komplex der Mastur-

bationsphantasien wäre es zweifelhaft, ob der Übergang von der ödipalen Liebe zur heterosexuellen Liebe überhaupt möglich wird.

Aber die vollen psychologischen Hintergründe der Masturbation sind uns noch immer ein Rätsel. Vielleicht handeln wir als Berater klug, wenn wir uns bewußt sind, daß wir dieses Rätsel nicht lösen können. So wird ein Erzieher oder Seelsorger vorsichtig urteilen müssen, wenn er mit jugendlicher Masturbation konfrontiert wird.

Was können Berater nun tun, wenn sie den Jugendlichen in ihrer Entwicklung helfen und nicht bloß die alten Märchen unserer Kultur weitergeben wollen? Zunächst einmal müssen sie ein Gespür haben für die Funktion der Masturbation in der menschlichen Entwicklung. Gleichzeitig sollten sie aber auch auf alle diejenigen Hinweise achten, die ihnen ein Jugendlicher im Zusammenhang mit seiner Masturbation sonst noch gibt. Um alle diese Faktoren aufzudecken, braucht es viel Geduld und viel Einfühlungsvermögen. Wahrscheinlich erfordert das mehr Zeit, als die meisten Berater zur Verfügung haben.

Wenn ein Berater merkt, daß bei einem jugendlichen Klienten viel tiefere psycho-sexuelle Schwierigkeiten dahinterstehen, dann wird er ihn am besten an einen Psychologen überweisen. Vor allem die *Phantasien* im Zusammenhang mit der Masturbation sagen sehr viel über die innere Dynamik eines Menschen aus. Wenn diese Phantasien nur regressiv oder primitiv sind und wenn darin keine Weiterentwicklung zur heterosexuellen Liebe erkennbar ist, dann wird man sich nach der tieferen Bedeutung der Masturbation im Leben eines solchen Menschen fragen müssen. Diese Phantasien sagen uns etwas aus der Lebensgeschichte des Betreffenden, aber es ist nicht so leicht zu entziffern. Der Berater sollte hier auf die bizarren und morbiden Aspekte dieser Phantasien achten, die ihre tieferen Wurzeln in der Psyche des Menschen haben. Wenn nur regressive und infantile Phantasien vorkommen, dann ist das ein Zeichen dafür, daß hier ernste Wachstumsprobleme vorliegen.

Wenn Menschen in ihrer Phantasie auf unentfaltete Sexualität fixiert bleiben, noch dazu in einer zwanghaften Weise, dann kämpfen sie gegen eine innere Blockierung, die ihre ganze Entwicklung hemmt. Wenn ein Mann z. B. in seiner Phantasie

mit sich selbst Fellatio betreibt, dann kann dies bedeuten, daß er gegen Homosexualität ankämpft. Masturbation bekommt dann pathologische Züge, wenn sie aus regressiven und *infantilen Fixierungen* besteht. Solche Phantasien zeigen dem Berater, daß der Klient eine gründlichere psychologische Hilfe braucht, um mit seinen Entwicklungsproblemen fertigzuwerden.
Gewiß erleben die meisten Menschen über kurze Zeiträume hindurch auch bizarre und unerwünschte Phantasien. Solche vorübergehende Erfahrungen deuten keineswegs auf Psycho-Pathologie hin. Sie verschwinden meistens dann, wenn ein anstehender Konflikt gelöst wurde. So sollte ein Berater nicht hinter jeder regressiven Phantasie einen kranken Menschen vermuten. Er sollte darauf achten, ob solche Phantasien ständig da sind — vor allem in Verbindung mit der Masturbation — und ob sie zwanghafter Natur sind oder nicht. Regressive erotische Phantasie ist ein Zeichen dafür, daß eine tiefere Entwicklungsstörung da ist. Der Inhalt dieser Phantasien ist keineswegs einfach, und Amateurtherapeuten sollten sich nicht vorschnell da hineinwagen. Die unbewußten Kräfte können in solchen Phantasien ihre Botschaften ausdrücken, die keineswegs einfach zu enträtseln sind. Ein Berater sollte durch solche Phantasien nicht schockiert sein, er darf sie aber auch nicht übersehen.
Häufiger kommen Klienten zum Berater, wenn sie im Zusammenhang mit der Masturbation *Schuldkonflikte* haben und wenn sie sich gemessen an ihrem moralischen Standard beschämt fühlen. Diese Gefühle müssen akzeptiert und im Kontext der ganzen Persönlichkeit verstanden werden. Auch hier muß sich der Berater mit dem ganzen Menschen beschäftigen, nicht bloß mit einem Teilproblem. Auf diese Weise kann der Klient erkennen, daß sein Konflikt mit seiner ganzen Persönlichkeitsgeschichte verbunden ist. So masturbieren viele Menschen, um auf diese Weise einen Verlust in ihrem Leben zu überwinden. Andere stützen damit ihr Selbstbewußtsein. Wieder andere sind entmutigt, denn sie spüren, daß die Masturbation ein Hindernis für die Beziehung zu anderen Menschen ist. Manche ziehen sich nach einer streßbeladenen Lebenserfahrung in die Masturbation zurück. Sie fühlen, daß etwas in ihrem Leben schiefgegangen ist, daß sie vielleicht ein persönliches Trauma erlitten haben. Berater begegnen solchen Schwierigkeiten sehr häufig. Die Menschen

machen solche Erfahrungen in ihrem Lebenskampf, und wir können sie nur verstehen, wenn wir bereit sind, ihnen zuzuhören. Das Dümmste wäre, wenn ein Berater einem Klienten seinen Konflikt ausreden wollte. Mit Vernunft allein können wir unsere emotionalen Probleme niemals lösen! Es nützt gar nichts, wenn wir einem Menschen sagen, er brauche sich nicht zu schämen oder er brauche keine Schuldgefühle zu haben. Der Klient braucht einen Menschen, der ihm hilft, den Schlüssel für seine emotionalen Probleme zu finden. Mit ein klein wenig Verständnis kann der Berater dem Klienten zu einem tieferen Einblick in seinen Konflikt verhelfen, und es mag sich dann häufig zeigen, daß Masturbation ihre Wurzeln auch in nicht-sexuellen Bereichen haben kann.

Es ist heute eine große Versuchung, Konflikte im Zusammenhang mit der Masturbation zu beschwichtigen, ohne den Menschen die Möglichkeit zu geben, ihre tiefsten Gefühle auszudrücken. Eine symbolische Absolution der Masturbation hilft dem jungen Menschen gar nichts. Denn er sucht nicht eine nachträgliche Erlaubnis, sondern Verständnis. Er braucht gerade Hilfe, um den nächsten Schritt in seinem Reifungsprozeß tun zu können. Entschuldigungen von Fehlverhalten helfen überhaupt nicht weiter. Die wissenschaftlichen Forschungen zeigen seit langem, daß die Sexualität nicht auf den „Frühling" und den „Sommer" des menschlichen Lebens beschränkt ist. Wir entdekken heute immer mehr die *sexuelle Aktivität älterer Menschen.* Oft werden darüber zweideutige Witze gemacht, weil wir diese Wirklichkeit noch nicht ganz erfaßt haben. Wenn das Sexualleben der Menschen auch in den älteren Jahren anhält, dann müssen auch sie mit ihren Impulsen und Konflikten umgehen können.

Häufig entstehen Frustrationsgefühle durch Krankheit und schwindende Lebensenergie. Dabei kann die Masturbation sexuelle Energie ausdrücken oder auch persönliche Schwierigkeiten signalisieren. Wir müssen bedenken, daß Masturbation nicht bloß auf das Jugendalter beschränkt ist. Ein Berater muß darauf gefaßt sein, quer durch alle Lebensalter und sozialen Schichten hindurch mit diesen Fragen konfrontiert zu werden. Er muß sich zunächst über seine eigenen Gefühle bezüglich sexueller Konflikte klarwerden, auch bezüglich der Masturbation, bevor er anderen Menschen helfen kann. In der Jugendzeit bedeutet Masturbation einen wichtigen Aspekt der sich entfaltenden Lebensenergie. Bei älteren Menschen, bei Kranken oder Alleinstehenden kann Masturbation andere Gründe haben.

Wenn ein Berater darauf gefaßt ist, welche Schwierigkeiten in einem menschlichen Leben auftreten können, dann wird er mit diesen Problemen mitfühlend und verständnisvoll umgehen. Er wird fähig sein, die Menschen ihre Konflikte erleben zu lassen, um das tieferliegende Territorium ihrer Scham oder Angst besser ergründen zu können. Denn nur die Erfahrung kann solche Konflikte heilen. Wenn jemand bei solchen Problemen zuhören kann, ohne dabei verlegen zu werden oder moralisch zu urteilen, kann er anderen Menschen sehr viel helfen. Er kann dazu beitragen, daß einer sein verlorenes Selbstbewußtsein wieder zurückgewinnt. Diese Regeln gelten, gleichgültig, ob der Berater es mit jungen oder alten Menschen zu tun hat. Man hört zu und versucht, die symbolische und psychologische Sprache des Klienten zu verstehen. Wir beobachten, was vor sich geht, einschließlich der sexuellen Konflikte, von denen wir den Eindruck haben, daß sie schon längst gelöst sein müßten.

17. SEXUELLE PHANTASIEN

Junge Menschen haben sehr vielfältige Gefühle über ihre sexuellen Aktivitäten. Häufig glauben sie, daß sie hinter den Standards zurückbleiben. Aus diesem Unsicherheitsgefühl heraus kommen sie häufig zu einem Berater. Gerade diesen Gefühlen sollte man nachgehen, denn junge Leute spüren oft viel deutlicher als ältere Menschen, daß sie noch nicht reif genug sind für eine sexuelle Beziehung. Daher suchen die Jugendlichen einen Berater, der ihnen offen zuhören kann. Manchmal wollen sie nichts anderes, als über den Druck der Gleichaltrigen und über unsere kulturellen Erwartungen offen sprechen. Sie möchten verstehen, wie diese Kräfte auf die Entfaltung ihrer Persönlichkeit einwirken. Der Berater muß sich auf diese Zusammenhänge sehr genau einlassen, er darf sie nicht einfach vom Tisch wischen. Häufig fühlen sich junge Menschen nämlich eingeschüchtert durch die Erwartungen ihrer Umwelt. Sie machen sich Sorgen, ob sie wohl dieselben Gefühle haben wie ihre gleichaltrigen Freunde. Sie fürchten, daß sie von ihren Freunden geächtet werden. Deswegen wagen sie es nicht, offen darüber zu sprechen. Sie fühlen sich dadurch leicht als Außenseiter.

Hier muß die Arbeit des Beraters einsetzen. Er muß diesen Gefühlen näher nachgehen. Oft machen die Jugendlichen sich Gedanken über ihre eigenen *Lebenswerte*. Auch hier muß der Berater zunächst diese Werte akzeptieren. Er kann dazu beitragen, daß sie klarer gesehen und in die eigene Persönlichkeit besser integriert werden. Der Berater soll sich durch solche Wertdiskussionen nicht verunsichern lassen, denn alles Menschliche gehört in den Bereich der Beratung. Die Phantasien sind frei, aber sie hinterlassen vielfach ein schlechtes Gefühl. So werden viele junge Menschen durch ihre Gedanken und Phantasien verwirrt. Wenn der Berater ihnen nun sagen kann, daß alle Menschen solche Phantasien erleben, die oft sehr bizarr und beunruhigend sein können, dann ist das für die jungen Menschen schon eine Hilfe. Aber die Klienten sollen erkennen, was diese Phantasien und andere Erfahrungen, die damit zusammenhängen, für sie bedeuten können. Der Berater soll über solche Phantasien niemals erstaunt sein, er darf die Schilderung nicht einfach unterbinden. Er muß die Leute über ihre Phantasiewelt sprechen lassen. Doch vielleicht gibt es darin Dinge, die für den Berater selbst bedrohlich erscheinen. Wenn dann ein Berater das Gespräch abblockt, kann das den Beratungsprozeß sehr stören.

So sind *homosexuelle Phantasien* weit verbreitet. Sie sind meist nicht das große Lebensproblem, aber sie sagen einem Menschen etwas über seine Probleme. Der Berater muß darauf gefaßt sein, daß sich darin oft unbewußte Konflikte anzeigen, denen sich der Klient auf direkte Weise nicht stellen kann. Häufig sind homosexuelle Phantasien mit Streßerfahrungen verbunden. Dann kann dahinter eine Angst vor Abhängigkeit, vor Unterwerfung oder Demütigung stehen. Das kann sich auf eine bestimmte Lebenserfahrung beziehen, in der das ganze Selbstbewußtsein eines Menschen bedroht wurde. Aber es können auch sadistische und masochistische Züge in diesen Phantasien hochkommen. Das trifft besonders häufig bei zwanghaft-besessenen Menschen zu, deren zwischenmenschliche Beziehungen unter mannigfachen Zwängen stehen. Wir begegnen solchen Phantasien aber auch bei Menschen, die keine Nähe ertragen können. Sie brauchen diese Nähe zwar, aber sie können nicht mit ihr umgehen. Der Betreffende erlebt dann seinen Konflikt zumeist in seiner Phantasiewelt.

In diesen Phantasien können sich aber auch *gesellschaftliche Zwänge* ausdrücken. Dazu gehört etwa die Vorstellung, daß ein Mann immer zur Sexualität bereit sein sollte. Eine solche Erwartung, die durch verschiedene Illustrierte und Filme verbreitet wird, setzt viele Männer unter schweren Druck. Wenn nun ein Mann merkt, daß er nicht immer zu sexueller Aktivität bereit ist, dann macht er sich oft Sorgen, ob er wohl normal ist oder ob er vielleicht homosexuell veranlagt ist. Wenn uns homosexuell gefärbte Phantasien berichtet werden, dann müssen wir sehr sorgfältig darauf achten, ob nicht andere Konflikte darin eine Rolle spielen. Die homosexuelle Phantasie ist für einen normalen Menschen ein Signal, daß etwas in seiner Persönlichkeitsstruktur vorgeht. Aber sie verkörpert nicht seine tatsächlichen Lebensprobleme. Sexuelle Gefühle sind sehr verschieden, sie können

vom Zorn bis zur Traurigkeit reichen. Sie können beunruhigend sein oder überwältigend schön. Homosexuelle Gefühle hängen heute auch oft mit kulturellen Erwartungen zusammen. So fordert die Emanzipationsbewegung dazu auf, Homosexuelle sollten sich öffentlich zu ihren Gefühlen bekennen. Dadurch fragen sich jetzt viele Menschen, die vorher nie daran gedacht haben, ob sie etwa homosexuell seien.
Junge Menschen möchten über solche Dinge mit dem Berater sprechen. Dieser muß aber über genügend medizinisches und psychologisches Hintergrundwissen verfügen. Er muß darauf gefaßt sein, daß die jungen Leute Angst haben, über solche Gefühle zu reden. Denn ihr ganzes Selbstbild wird dadurch bedroht. Robert Einstein nennt vier Typen von Menschen, die mit homosexuellen Gefühlen in die Beratung kommen: Erstens solche, die keine bewußten homosexuellen Gefühle haben, aber Schwierigkeiten mit dem anderen Geschlecht. Männer, die mit Mädchen nicht gut zurechtkommen, zweifeln dann an ihrer Männlichkeit. Dieser Zweifel wird oft zu einer Quelle starker Angst. Hier ist das ganze Selbstbild eines Menschen betroffen. Zweitens kommen Menschen in die Beratung, die sich bewußt sind, daß sie von den Mitgliedern des eigenen Geschlechts angezogen werden, die sich aber nicht auf homosexuelle Aktivitäten einlassen. Solche Gefühle können zeitweise sehr verwirrend oder gar bedrohend sein. Auch hier muß die Auswirkung der Gefühle auf die sexuelle Identität klar gesehen werden. Drittens kommen Leute, die eine oder zwei homosexuelle Begegnungen hatten, manchmal in der Jugendzeit oder im Internat, und die unter den Folgen dieser Begegnungen leiden. Hier ist das Problem sehr bewußt, es muß durch den Berater weiter geklärt werden. Viertens kommen aktive homosexuelle Menschen in die Beratung, die mit ihrem Leben schwer zurechtkommen. Sie bekennen sich heute meistens offen zu einem homosexuellen Lebensstil und suchen nichts hinter einer Fassade zu verbergen. Aber es entstehen für sie häufig schwere seelische Probleme, die sie in der Therapie behandelt wissen möchten.
Es ist klar, daß hier ein Berater mit oberflächlichen Antworten nicht weiterhelfen kann. Der Druck der sexuellen Emanzipation hat Auswirkungen für unser Seelenleben. Junge Menschen haben häufig Probleme mit der sexuellen Prahlerei der Umgebung, mit

der sie sich nicht identifizieren können. In letzter Zeit entstand ein starker öffentlicher Druck zu Gunsten eines *bisexuellen Lebensstils.* Das macht viele Menschen, die sowohl homosexuelle wie auch heterosexuelle Impulse in ihrem Leben verspüren, unsicher. Die Politisierung der Sexualität bringt für unsichere Menschen schwere Probleme mit sich. Der Berater muß auch hier die fundamentale Unsicherheit behandeln. Er muß sich fragen: Woher kommt diese Unsicherheit und wie kann ich den jungen Leuten helfen, ihre eigene Sexualität zu finden? Der zentrale Punkt in unserer Erfahrung ist ein adäquates und kompetentes Selbstbild. Viele Menschen kommen mit einem *bedrohten Selbstwertgefühl* in die Beratung. Sie wollen vom Berater hören, daß sie o. k. sind. Da sie grundsätzlich Selbstzweifel haben, fürchten sie auch um ihre sexuelle Identität. Aber ihr Grundproblem ist gar nicht die Sexualität, sondern ihr persönlicher Selbstzweifel: Wer bin ich? Wie sehe ich aus? Diese Fragen müssen sich solche Menschen offen stellen, wenn sie vorankommen wollen. Eine kurze Beratung kann hier nur einen Anfang setzen und einen neuen Selbsterfahrungsprozeß einleiten. Wenn der Berater dazu den Anstoß gibt, kann der Klient eine neue Perspektive für sein Leben finden. Er kann entdecken, daß seine sexuellen Schwierigkeiten nur ein Aspekt seiner grundsätzlichen Lebensproblematik sind. Dies einzusehen bedeutet oft schon einen großen Fortschritt für den Betreffenden. Wenn wir sexuelle Probleme aus dem Gesamtzusammenhang einer menschlichen Person herausreißen, dann können wir sie nicht verstehen. Das gilt vor allem für die Zeit der jugendlichen Entwicklung.

18. HOMOSEXUELLE IN DER BERATUNG

Eine neue Offenheit gegenüber der Homosexualität kennzeichnet unsere Zeit. Wir werten sie nicht mehr ab, denn wir sind daraufgekommen, daß unsere alten Trennungslinien zwischen Homosexualität und Heterosexualität bei weitem nicht mehr stimmen. Es ist gar nicht so leicht, Homosexualität richtig zu definieren. Die Experten sind sich darüber nicht einig. Aber ein Berater muß einige Vorstellung davon haben, wenn er mit homosexuellen Personen zu tun hat. James Coleman bezweifelt diese scharfe Trennung zwischen Homosexualität und Heterosexualität. Er meint, entgegen der weitverbreiteten Meinung sei es nicht möglich, die Menschen in zwei Gruppen einzuteilen, in Homosexuelle und Heterosexuelle. Diese beiden Begriffe bezeichnen nur extreme Pole in einem Kontinuum. Dazwischen finden wir viele Menschen, die sowohl homosexuelle als auch heterosexuelle Komponenten in sich vereinigen. Schon die Daten von Kinsey haben diese Unterscheidung relativiert. Wenn diese Daten stimmen, dann haben die meisten Männer in der Jugend homosexuelle Gefühle. Aber wir würden solche Männer nicht als Homosexuelle bezeichnen. Homosexuelle Impulse zu bestimmten Zeiten reichen also nicht aus, um einen Menschen als Homosexuellen zu definieren. Wir sprechen in diesem Fall von einer *situellen Homosexualität.* Zu dieser kommt es bei der Behinderung heterosexueller Beziehungen, etwa in Gefängnissen, beim Militär oder in anderen Situationen. Solche Homosexualität ist dann durch die gesellschaftlichen Umstände bedingt. Sie ist eine Form der sozialen Anpassung, die wir noch nicht ganz verstehen können.

Irving Bieber versteht unter einem Homosexuellen einen Menschen, der durch lange Zeit hindurch immer wieder homosexuelles Verhalten zeigt und sich nie für das andere Geschlecht engagiert. Judd Marmor sagt ergänzend, daß eine psychodynamische Definition der Homosexualität die Motivation dazu nicht übersehen darf, daß wir also zwischen operationalen und motivierenden Aspekten des homosexuellen Verhaltens unterscheiden müssen. Demnach ist Homosexualität ein *psychosexuelles Phänomen:* Es kann einer durch die Gegenwart einer Person des eigenen Geschlechts genauso schnell und intensiv erregt werden wie normale Menschen durch die Gegenwart einer Person des anderen Geschlechts. John Cavanaugh betont, Homosexualität sei mehr als bloß ein Lebensstil. Sie sei vielmehr eine eigene Denkart und eine eigene Art zu fühlen, nicht bloß eine eigene Art des Handelns. Demnach ist Homosexualität ein postadoleszentes Stadium, in dem Personen des eigenen Geschlechts als Sexualobjekte angesehen werden, während Personen des anderen Geschlechts gemieden werden. Wir sehen also, daß die Definition der Homosexualität sehr weit ist. Auch die Amerikanische Psychiatrische Gesellschaft hat sich im Jahre 1974 dafür ausgesprochen, Homosexualität näher abzugrenzen.

Viele Psychologen haben zu einer *geänderten Einschätzung* der Homosexualität im öffentlichen Bewußtsein beigetragen. Häufig spielen in der Diskussion auch politische Töne mit, nicht selten wird dadurch eine gewisse Verwirrung der sexuellen Orientierung ausgelöst. Wir werden heute nicht mehr in die Richtung gedrängt, Homosexualität als psychiatrisches Fehlverhalten einzustufen. Sie wird vielmehr als eine andere Form des Sexualverhaltens angesehen, die nicht unbedingt krankhaft sein muß. Für den Berater ist es wichtig zu wissen, daß in all diesen Diskussionen das letzte Wort noch nicht gesprochen ist, da wir Schwierigkeiten haben, die Homosexualität richtig abzugrenzen, und da wir sehr verschiedene Motivationen für homosexuelles Verhalten feststellen können. Clara Thompson hat festgestellt, daß Homosexualität auch Angst vor dem anderen Geschlecht, Angst vor einer reifen, verantwortlichen Beziehung, zwanghafte Zurückweisung von Autorität oder eine Verhaltensweise ausdrücken kann, die den Haß auf das eigene Geschlecht manifestiert. Sie kann eine Flucht aus der Realität darstellen oder ein Symptom einer destruktiven Persönlichkeit sein. Alle diese Motivationen sind bei Homosexuellen möglich.

In letzter Zeit wurde auch der Einfluß der genetischen und hormonalen Faktoren auf die Homosexualität diskutiert. Es gibt eine Vielzahl von Theorien, angefangen von der Psychoanalyse bis zu den Verhaltenswissenschaften, wie sich Homosexualität

im Leben eines Menschen entfaltet. Was soll nun ein nebenberuflicher Berater wie ein Lehrer oder Seelsorger tun, wenn sich selbst die Fachleute über die tieferen Zusammenhänge der Homosexualität noch nicht hinreichend im klaren sind? Er sollte soweit als möglich diese Diskussion verfolgen, und er sollte seinen eigenen Standpunkt finden, der freilich beweglich sein müßte. Denn die Argumente sind auf beiden Seiten fast gleich stark. Leider wurde die Diskussion durch die sexuelle Emanzipationsbewegung politisiert. Das Spektrum der Fragen reicht vom Problem, ob homosexuelle Beziehungen in der Öffentlichkeit toleriert werden sollen, bis dahin, ob Homosexuelle kirchliche Ämter bekleiden können. Die Diskussion darüber wird oft sehr polemisch geführt, meist ist sie zuwenig wissenschaftlich fundiert. Der Berater soll sich gewiß nicht auf diese Diskussion einlassen, sondern er soll den Klienten offen zuhören und versuchen, sich in sie hineinzufühlen.
Der Berater soll sich auch nicht von politischen Pressure-groups mißbrauchen lassen. Eine Beratung ist nicht sinnvoll, wenn einer die Rolle des Advokaten übernimmt. Nebenberufliche Berater haben im allgemeinen Berufe, die meinungsbildend sind. Dies wird in der Diskussion um die Homosexualität und ihre Bewertung recht deutlich. Was Berater tun können, ist, daß sie ihre eigenen Gefühle und Gedanken über Homosexualität in den gesellschaftlichen Prozeß einbringen. Denn das ist schwierig und braucht Menschen, die die Kommunikation zwischen den verschiedenen Standpunkten fördern. Berater können so zur Versachlichung der Diskussion beitragen. Es ist aber schwierig, eine Vermittlerposition einzunehmen, wenn zwei Parteien unbedingt miteinander kämpfen wollen.
Voraussetzung für eine sinnvolle Beratung ist, daß der Berater seine eigenen Gefühle und Einstellungen gegenüber der Homosexualität prüft. Die Klienten kommen nämlich aus vielerlei Gründen zu uns: Sie möchten ihren eigenen Lebenskonflikt lösen, oder sie sind in die Konflikte anderer Menschen hineingezogen worden. Auch wenn heute offener über Homosexualität diskutiert wird, so berührt diese Thematik unseren Gefühlsbereich doch sehr tief, und wir neigen dazu, die Sache entweder zu negativ oder zu positiv zu sehen. So hat unlängst eine Studie von Ärzten über Homosexualität gezeigt, daß die beteiligten Ärzte

ihre negativen Einstellungen gegenüber homosexuellen männlichen Patienten nicht zugelassen haben, um damit ihre Arbeit nicht zu beeinträchtigen. Sie merkten aber, daß andere Ärzte dies taten. Diese psychologische Projektion spielt aber auch in anderen Berufen eine starke Rolle. Die Studie hat ebenfalls ergeben, daß die Ärzte mit einer positiven Einstellung gegenüber homosexuellen Patienten auch freier über andere sexuelle Probleme sprechen konnten.

Was kann ein nebenberuflicher Berater tun, wenn er mit einem homosexuellen Klienten befaßt ist? Es wäre eine unrealistische Einstellung, wenn er der Meinung wäre, er könnte eine permanente Veränderung in der Gefühlswelt des Homosexuellen erreichen. Aber dasselbe gilt auch bei Gefühlen sexueller Dysfunktionen. Der Berater weiß um seine begrenzten Möglichkeiten, aber er wird dennoch bereit sein, sich auf den Klienten ganz einzulassen. Jedenfalls kann sich ein nebenberuflicher Berater auf keine langfristige analytische Therapie einlassen. Auch wird er im allgemeinen keine Versuche mit Verhaltenstherapie machen können, die in letzter Zeit vielfach eingesetzt wurde, um homosexuelle Gefühle zu verändern.

Viele Berater leiden darunter, daß sie mit Homosexuellen arbeiten müssen und daß sie sich ihnen gegenüber nicht indifferent verhalten können. Aber trotz ihrer begrenzten Möglichkeiten können sie sehr oft eine konstruktive Hilfe geben. Es wird sehr von ihrer Ausbildung, von ihrem Selbstvertrauen und von ihrer Selbstidentität abhängen, wieweit sie Erfolg haben. Wenn ein Homosexueller zu einem Arzt kommt, dann wird er sich vielleicht über medizinische Aspekte seines Verhaltens informieren wollen. Wenn er aber zum Seelsorger geht, dann werden ihn moralische Aspekte interessieren. Auch hier ist es wichtig, daß sich ein Berater auf sein Gefühl verlassen kann! Er muß sich dessen bewußt sein, daß er das Problem, um das es geht, nicht kennt. Er muß sich vor stereotypen Antworten hüten. Auch können wir niemals von den Problemen unserer bisherigen Patienten auf die Probleme der neuen Patienten schließen. Die gegenwärtige öffentliche Diskussion macht es den homosexuellen Klienten leichter, über ihre Probleme zu sprechen. Denn damit bekommen sie erst eine Sprache zur Hand, in der sie ihre Schwierigkeiten ausdrücken können.

Vom Arzt wird der Homosexuelle vielleicht einige medizinische Details über seine sexuellen Probleme erwarten. Aber selbst diese Fragen haben emotionale Aspekte. Der Berater wird dann hauptsächlich als medizinischer Spezialist angesehen. Ähnlich kann es sein, wenn ein Homosexueller zu einem Lehrer kommt. Als sein Schüler möchte er mit ihm vielleicht seine Probleme diskutieren. Wenn ein Homosexueller zu einem Priester in die Beratung kommt, dann wird er mit diesem wahrscheinlich auch über geistige Werte und religiöse Traditionen sprechen wollen. Vielleicht wird er insgeheim auch die Absolution für sein Verhalten erwarten, besonders dann, wenn er von Schuldgefühlen geplagt wird. Aber das ist eine komplizierte Angelegenheit, denn das Schuldgefühl kann auch neurotische Ursachen haben, es muß nicht von einer bestimmten moralischen Überzeugung herrühren. Soll sich der Berater um die emotionalen Gründe des Schuldgefühls bemühen? Oder ist es klüger, daß er sich mit der Bitte um Absolution befaßt und dadurch die verschiedenen Faktoren des Schuldgefühls ergründet?
Ein Seelsorger muß sich entscheiden, in welcher Weise er mit Homosexuellen umgeht. Wenn er psychologisch gut ausgebildet ist, soll er sich gründlicher mit dem emotionalen Material befassen. Wenn dies nicht der Fall ist, soll er sich auf seine seelsorgerische Rolle beschränken. Wenn er zwischen seiner Rolle als Priester und seiner Rolle als psychologischer Berater scharf trennen kann, dann wird er auf lange Sicht erfolgreich sein. Er wird dann auch wissen, wann er einen Klienten an einen Psychologen weiter verweisen soll. Er soll sich auf keinen Fall auf eine psychologische Beratung einlassen, wenn er diese nicht wirklich beherrscht. Er braucht sich dabei nicht kühl und mechanisch zu verhalten, obwohl ihm die Wahrung einer gewissen Distanz manche Komplikationen ersparen dürfte. Es ist ein Unterschied zwischen einer *seelsorgerischen Beratung* und einer *psychologischen Beratung!* In manchen Fällen können sich die Rituale der Religion und die Methoden der Psychologie ergänzen. Aber der Priester soll dabei nicht seine religiöse Identität aufgeben, wie das manchmal geschieht. Wenn er kein ausgebildeter Psychologe ist, soll er sich auf seine seelsorgerische Rolle beschränken. Denn es ist eine Naivität, zu glauben, es könne einer für die Klienten alles tun. Gewiß kann auch der

religiöse Beratungsdienst dazu beitragen, reife Menschen heranzubilden, die ihren Schuldgefühlen auf den Grund gehen können. Es kann für einen Klienten sehr hilfreich sein — besonders dann, wenn er religiös ist —, wenn sein Verhalten im Zusammenhang mit der Wirklichkeit Gottes gesehen wird. Es ist nicht Aufgabe des Seelsorgers, homosexuelle Menschen von ihrem Verhalten abzubringen oder irgendwelche politischen Erklärungen über Homosexualität abzugeben. Alles, was er tun kann, ist, daß er den Homosexuellen als Menschen völlig ernst nimmt.
Der Beitrag des Seelsorgers wird sich vor allem auf moralische und religiöse Aspekte beziehen. Seine Rolle bringt ihn in eine gewisse Distanz zum Klienten, aber diese Distanz bewahrt ihn vor Übertragungsgefühlen. Wenn sich ein Berater der möglichen Übertragung bewußt ist, dann wird er nicht so leicht in Schwierigkeiten verstrickt werden, und er wird seine eigene Identität bewahren können. Nebenberufliche Berater sind dann am erfolgreichsten mit homosexuellen Klienten, wenn sie ihren Blick nicht nur auf deren Homosexualität richten. Auch wenn es von Interesse wäre, viele Detailprobleme zu erkunden, so soll sich der Berater doch nicht nur auf dieses Problem beschränken. Es ist auch hier wichtig, daß er die Lebensgeschichte eines Klienten anhört und daß er eine Vorstellung bekommt vom Selbstbild dieses Menschen. Dies ist deswegen so wichtig, weil Homosexuelle oft große Schwierigkeiten haben, sich selbst zu akzeptieren und sich so anzunehmen, wie sie tatsächlich sind. Das gilt vor allem für echte Homosexuelle, die nicht bloß in einem vorübergehenden homoerotischen Stadium sind. Sie haben oft sehr große *Identitätsprobleme*. Jeder Klient drückt durch seine Lebensgeschichte aus, wie er sich selbst einschätzt und welchen Wert er seinem Leben beimißt. Diese Selbsteinschätzung ist viel wichtiger als viele einzelne Details aus der Lebensgeschichte. Darin lassen sich spezifische Quellen der Angst oder der Unsicherheit erkennen. Durch eine solche umfassende Sicht kann viel an Spannung, die in einer Beratungssituation vorhanden sein kann, überwunden werden.
Der Berater sollte seinem Klienten auch den Unterschied zwischen einem dauerhaften homosexuellen Verhalten und vorübergehenden homosexuellen Phasen in der Reife klarmachen können. Wenn ein Klient von seinem Berater echte Information

darüber erhält, dann kann ihm dies helfen, viele Schwierigkeiten zu überwinden und sich selbst besser zu verstehen und anzunehmen. Gerade auf diesem Gebiet sind viele neue Informationen notwendig. Nebenberufliche Berater können dies tun, wenn sie ihre eigene berufliche Identität nicht übersehen. So können sie aus ihrem eigenen beruflichen Leben viele Informationen dazugeben. Als Lehrer, Ärzte oder Seelsorger haben sie einen gewissen Vertrauensvorschuß. Sie können einem Klienten helfen, daß er auf konstruktive Weise mit seinen Selbstzweifeln umgehen kann. Wenn also z. B. ein Mann, der nur in einer männlichen Umgebung lebt, über homosexuelle Gefühle und Phantasien klagt, dann kann der Berater ihm zeigen, daß diese Gefühle und Phantasien auch mit seiner Umgebung zusammenhängen können. Er kann mithelfen, daß es einem solchen Klienten gelingt, seine soziale Umgebung zu wechseln, ohne daß dies eine allzu große berufliche Veränderung nach sich zieht. Er kann ihn zu mehr sozialen Kontakten mit dem anderen Geschlecht ermuntern. Hier muß der Berater aber klar unterscheiden, ob er es mit einem dauerhaften Homosexuellen zu tun hat oder bloß mit einem vorübergehenden homosexuellen Gefühl. Wenn z. B. ein zwanghaft-besessener Klient über homosexuelle Phantasien klagt, dann ist sein Grundproblem wahrscheinlich ein anderes als die Homosexualität.

Wenn eine Überweisung an einen Psychologen notwendig ist, dann soll der nebenberufliche Berater zumindest erkennen können, welche Art von Neurose vorliegt. Auf alle Fälle sollte er größere Lebensentscheidungen für den Klienten vermeiden, etwa solche, die seine Karriere oder Ehe betreffen. Solche Entscheidungen kann der Klient nur selber und im Kontext einer Langzeittherapie fällen. Der Berater kann helfen, daß der Klient falsche Entscheidungen vermeidet; etwa bei der Wahl eines Berufes. Wenn er eine Ehe eingeht, dann muß dies noch lange nicht eine Heilung seiner homoerotischen Gefühle sein. Das sollte der Berater klar aussprechen. Er soll die Entscheidung eines Klienten selbstverständlich respektieren, aber er soll ihn auf mögliche Fehlentscheidungen aufmerksam machen.

19. TRANSVESTITEN

Transvestismus ist ein sehr schwieriges Problem. Die meisten Menschen sprechen nicht gerne darüber. Aber es kommen zum Seelsorger und Lehrer häufig Menschen mit derartigen Problemen. Oft kommen Eltern, wenn sie an ihren Kindern transvestitische Tendenzen entdecken, in die Beratung. Der Berater muß etwas wissen über die seelische Dynamik, die sich hinter solchen Phänomenen verbirgt. Er muß sich zunächst erkundigen, wie das Kind zu Hause behandelt worden ist, welchem Druck es ausgesetzt war und was dieses Verhalten verstärkt hat. Häufig muß die ganze Familie in die Beratung miteinbezogen werden. Dieses Problem kann nur verstanden werden vor dem Hintergrund eines gesunden Familienlebens. Eine einfühlsame Behandlung eines solchen Problems kann entscheidend sein für das weitere Leben des betroffenen Klienten. Es ist wichtig, daß ein Klient den richtigen Zeitpunkt für die Beratung findet.
Zuerst muß sich der Berater seiner eigenen Gefühle hinsichtlich dieses Problems bewußt werden. Berater sind oft schockiert und verlegen oder haben den unbewußten Wunsch, einen solchen Menschen zu bestrafen. Wir müssen zuerst unsere *ambivalenten Gefühle* ergründen, bevor wir bei diesem komplizierten Problem überhaupt eine Hilfe geben können. Es erfordert große Sensibilität, die *symbolische Bedeutung* eines solchen Verhaltens richtig verstehen zu können. Wir müssen zunächst den Patienten in Beziehung zu seiner Familie sehen, wir müssen die Verhaltensgewohnheiten der einzelnen Familienmitglieder kennenlernen, die wahrscheinlich mitursächlich mit dem transvestitischen Verhalten zu tun haben. Es ist daher sinnvoll, wenn wir alle diese Familienmitglieder in die Beratung miteinbeziehen, die ein solches Verhalten mitverursacht haben. Denn sonst ist es schwierig, daß der Klient seine Reaktionsweise korrigieren kann.
Es ist nichts Außergewöhnliches, wenn junge Knaben gerne die Kleider der Mädchen anziehen. Das passiert häufig in solchen Familien, wo die Mädchen bevorzugt behandelt werden. Dar-

über muß man meist nicht besorgt sein. Wenn jedoch ein solches Verhalten über längere Zeit anhält, dann muß genau nach den Ursachen dieses Verhaltens gesucht werden.
Auch hier handelt es sich meist um ein vorübergehendes Verhalten bei Kindern in der Entwicklungszeit. Und die meisten Menschen wissen, wie sie mit einem solchen Problem umgehen sollen. Wenn Erwachsene jedoch transvestitisches Verhalten an den Tag legen, dann gehen diese Dinge durchwegs auf frühkindliche Erfahrungen zurück. Häufig beginnt ein solches Verhalten mit dem zweiten Lebensjahr. Wenn Eltern mit den Kindern in die Beratung kommen, dann ist es wichtig, daß auch mit den Eltern gearbeitet wird. Die Psychologen James Spensley und James Barber betonen, daß bei einem transvestitischen Verhalten immer die ganze Familie ursächlich mitbeteiligt ist. Wenn man mit den einzelnen Familienmitgliedern arbeitet, dann kann man deren Gefühle und Erwartungen besser verstehen. Vor allem wird dadurch erkennbar, wie sie ihre eigene männliche oder weibliche Identität verstehen. Die beiden Psychologen unterscheiden verschiedene Stufen des transvestitischen Verhaltens. Jede drückt eine andere Familienstruktur aus, obwohl es dabei gewiß Überschneidungen geben kann.
Die empirischen Untersuchungen haben gezeigt, daß in solchen Familien meistens die *Mutter* die *dominierende Figur* ist, während der Vater sich zurückgezogen und passiv verhält. Häufig hat die Mutter ein enges, dann aber wieder feindseliges Verhalten gegenüber dem heranwachsenden Sohn. Wenn die Mutter ihre Töchter gegenüber dem Sohn bevorzugt, dann kommt es häufig dazu, daß dieser Mädchenkleider anzieht. So wird von einem Fall berichtet, wo der junge Knabe in einer solchen Situation Mädchenkleider anlegt und dann die Einrichtung des Hauses zerstört. Durch diese symbolische Handlung will er seine Eltern auf sein Problem aufmerksam machen. Aber diese verstehen ihn überhaupt nicht.
Transvestiten haben häufig eine stark *antisoziale Einstellung,* auch wenn sie diese nicht immer offen zum Ausdruck bringen können. Das Problem kann noch verstärkt werden, wenn eine Mutter generell feindlich eingestellt ist gegenüber dem männlichen Geschlecht und wenn sie dadurch die Identitätsfindung ihres Sohnes schwer behindert. Wenn der Vater in dieser

Situation keine unterstützende Rolle für den Sohn spielen kann, dann fehlt diesem eine Identitätsfigur. Früher hat man oft angenommen, daß durch den Kleiderwechsel vorwiegend Selbstbefriedigung gesucht werde. Die neuere Forschung hat eindeutig ergeben, daß Kinder durch ein solches Verhalten mehr Zuwendung von seiten ihrer Eltern wollen. Häufig kann eine Familie solche Botschaften der Kinder nicht verstehen und richtig aufnehmen. Sie werden meist verdrängt und geschickt überspielt. Wenn ein Familienmitglied solches Verhalten zeigt, dann versucht meistens die ganze Familie, dieses Verhalten nach außen hin geheimzuhalten. Aber wenn die Eltern dieses Problem herunterspielen, dann kann ein heranwachsendes Kind schwer geschädigt werden.

Als *Fetischismus* wird gewöhnlich ein Verhalten bezeichnet, wenn einer die Kleider des anderen Geschlechts benutzt, um dadurch Selbstbefriedigung zu erlangen. So benutzen häufig Männer weibliche Unterkleider als Fetisch; dies in einer großen Variationsbreite. Die klinischen Untersuchungen von Spensley und Barber haben gezeigt, daß hinter einem fetischistischen Verhalten bei Männern häufig eine *verführerische Mutter* steht. Der junge Knabe reagierte feindselig und aggressiv auf die Sexualität seiner Mutter, die ihn überforderte. Diese Untersuchungen zeigten auch, daß Knaben, die Mädchenkleider als Fetisch verwenden, nicht als Mädchen erscheinen wollen. Denn sie wurden ja von ihren Müttern stark favorisiert. Ihr sexuelles Verhalten ist eine reine Reaktion auf das verführerische Verhalten ihrer Mutter. Eine Mutter kann verführerische Impulse sehr verdeckt, ohne Worte und nur durch Gesten, ausdrücken. Aber ein solches Verhalten ist eine sehr starke Kraft in der psychischen Dynamik der Familie. Der Sohn reagiert dann symbolisch, auch wenn er sich dessen nicht bewußt ist. Sein fetischistisches Verhalten ist Ausdruck einer feindlichen Einstellung gegen die übermächtige sexuelle Herausforderung durch die Mutter.

Diese Art des Verhaltens sollte nicht mit anderen Verhaltensweisen verwechselt werden. Wenn die Mutter ihr Verhalten gegenüber dem Sohn etwas verändern würde, dann würde sich die ganze Familiendynamik verändern. Aber das hätte Änderungen im Verhalten und in der Einstellung der Mutter zur Voraussetzung. Es genügt nicht, wenn man die Hintergründe dieses

Verhaltens aufdeckt und rationalisiert, damit kann die emotionale Basis noch keineswegs verändert werden. Was können Berater in solchen Fällen tun? Zunächst sollten sie sich nicht zu hohe Ziele stecken. Denn sie können vielleicht nur kleine Schritte machen, wenn sie die symbolische Sprache des fetischistischen Verhaltens aufdecken und im Kontext der Familienkonstellation interpretieren können. Hier kann ein kleiner Fortschritt bereits eine Hilfe sein. Wenn der Berater eine Mutter dazu bringen kann, daß sie ihren heranwachsenden Sohn als männliches Wesen akzeptiert, dann ist dies schon ein großer Schritt. Häufig ist eine Langzeitbehandlung notwendig.

Der Transvestit will nicht nur Selbstbefriedigung, sondern er sucht die *Identität* des anderen Geschlechtes. So zeigen Männer mit transvestitischem Verhalten ein auffallend weibliches Gehabe, sie drücken mit ihrer ganzen Gestik ein weibliches Verhalten aus. Es kommt auch vor, daß ein solcher Mann von sich glaubt, er sei eine Frau, bloß in einen männlichen Körper gesperrt. Solche Personen unterziehen sich häufig geschlechtsverändernden Operationen, denn sie wollen ihren Körper mit ihren Gefühlen in Einklang bringen. Die Lebensgeschichte solcher Menschen zeigt meist ein sehr frühes Entstehen solcher Gefühle und eines solchen Verhaltens. Sie wurden häufig in den frühesten Lebensjahren als ein Mädchen behandelt oder gekleidet. Wenn ein nebenberuflicher Berater es mit einem solchen Menschen zu tun hat, dann ist es gut, wenn er ihn zu einer intensiveren Behandlung an einen Fachpsychologen weiter verweist.

Der Berater soll aber nach Möglichkeit mit der ganzen Familie arbeiten. Er kann ihnen vor allem helfen, daß sie nicht in eine Panik geraten, daß sie ihre Scham- und Schuldgefühle überwinden. Er wird ihnen auch helfen, die psychologischen Aspekte des Problems zu verstehen und damit umzugehen. Spensley und Barber sehen in einem solchen Verhalten vielfache Unreife-Elemente der sexualen Ausdrucksfähigkeit. Diese inneren Konflikte können auch zu anderen Verhaltensmustern führen, etwa zu Voyeurismus, Exhibitionismus, Pädophilie und eben Transvestismus. Hinter all diesen Phänomen stehen bestimmte *Familienstrukturen.* Es wird dem heranwachsenden Menschen nicht möglich gemacht, ein Selbstbild aufzubauen, das seinen biologischen Bedürfnissen entspricht. Bei Voyeurismus, Exhibitionismus und Pädophilie ist häufig eine schwache Mutter da, die ein passives, aber verführerisches Verhalten an den Tag legt. Sie bindet die heranwachsenden Knaben in einer passiven und infantilen Weise an sich. Diese heranwachsenden Söhne fühlen sich oft im alltäglichen Leben recht hilflos, aber sie haben keine Einsicht in die Wurzeln ihres Verhaltens. So kann es sein, daß sie sich auf sexuelle Spiele mit jüngeren Kindern einlassen. Sie spüren einen gewissen Zwang in sich, das immer wieder zu tun. Die erste Aufgabe des Beraters besteht darin, ein solches Verhalten vor dem Hintergrund der Familiensituation zu verstehen und zu ergründen. Denn häufig ist transvestitisches Verhalten mit diesen anderen genannten Phänomenen verbunden. Hier muß der Berater klar unterscheiden können, was dominant ist und was nebensächlich.

Es ist weithin eine allgemein verbreitete Meinung, daß Transvestismus immer mit Homosexualität verbunden sei. Die Psychologen Spensley und Barber kommen jedoch zur Ansicht, daß diese Verallgemeinerung keineswegs stimmt. Gerade in der frühen Kindheit ist diese Verbindung keineswegs gegeben. Wenn sich jugendliche Homosexuelle mit den Kleidern des anderen Geschlechtes bekleiden, dann hat dies eine andere symbolische Bedeutung als bei den bisher beschriebenen Transvestiten. So ziehen jugendliche homosexuelle Männer deswegen Frauenkleider an, um dadurch Männer anzuziehen, mit denen sie homosexuelle Erfahrungen machen möchten. Der Berater muß klar unterscheiden, was durch ein solches Symbolverhalten wirklich ausgedrückt wird. Wir dürfen nicht jedes transvestitische Verhalten psychologisch in einen Topf werfen. Jugendliche, die eine Vorliebe für die Kleider des anderen Geschlechtes haben, beschreiben damit ihre *Familiensituation.*

Meist können nebenberufliche Berater keine Langzeittherapie für solche Probleme anbieten. Es ist bereits eine wertvolle Hilfe, wenn sie sachliche Informationen vermitteln können. Nur mit genügend Hintergrundwissen werden sie hier Fehler vermeiden, denn sie dürfen auf keinen Fall die ursprüngliche Familiendynamik verstärken. Es ist wichtig, daß ein Berater keinerlei Vorurteile gegen ein solches Verhalten hat, sondern daß er fähig ist, sich völlig offen auf die Probleme solcher Menschen einzulassen. Sie können vor allem den Eltern und den anderen Familienmitgliedern echte Hilfe geben. Es ist ein schlechter Spaß, wenn man einen Knaben längere Zeit hindurch in Mädchenkleider steckt. Die Eltern haben oft viele Vorwände dafür, daß sie daran Gefallen finden. Sie sagen vielleicht, die Kleidung sei unwichtig. Aber sie können dadurch auch eine Abwehr der biologischen Gegebenheiten ausdrücken. Es ist Aufgabe der Berater, Eltern auf die Problematik ihres Verhaltens aufmerksam zu machen, damit sie dem Kind eine günstige Atmosphäre für eine reife Entwicklung geben können.

Ich habe hier vor allem über Transvestismus in der Kindheit und im Jugendalter gesprochen, weil dort der Grund für späteres Verhalten gelegt wird. Wenn wir erwachsene Transvestiten beraten, dann werden wir immer auf ihre frühere Lebensgeschichte zurückkommen. Wir dürfen solche Menschen nicht verdammen oder abwerten, sondern sie brauchen Verständnis für ihr Verhalten und in den meisten Fällen eine Langzeitbehandlung durch einen Fachpsychologen. Denn meistens wird ein nebenberuflicher Berater eine solche Langzeitbehandlung nicht selber anbieten können.

Hier sollten einige Überlegungen über *perverses Sexualverhalten* eingeschaltet werden, die der Psychoanalytiker Robert Stoller angestellt hat. Er versucht, aus dem herkömmlichen psychologischen Jargon auszubrechen, um den Beratern zu helfen, die einzelnen Formen des abweichenden Verhaltens richtig zu verstehen und zu identifizieren. Jedes derartige Verhalten ist ein deutliches psychologisches Signal. Stoller definiert die Perversion als eine *„erotische Form des Hasses"*. Dieser Haß wird gewöhnlich in der Phantasie ausgelebt, etwa in Tagträumen. Das primäre Motiv für ein abweichendes Sexualverhalten sei eine feindselige Einstellung gegen irgend jemanden oder gegen ein Objekt. Diese feindselige Einstellung ist aber von Aggression deutlich zu unterscheiden. Sie äußert sich in der Perversion meist durch jenes Verhalten, das durch ein *frühkindliches Trauma* ausgelöst wurde. Das vielfältige Risiko ist eine starke Motivation für perverses Verhalten. Dieses Verhalten spiegelt jenen frühkindlichen Schock wider, allerdings jetzt in einem verkleinerten Szenarium.

Ein solches Verhalten deutet in mancherlei Hinsicht auf feindselige Einstellungen hin. Wir können sie aus vielen Handlungen solcher Menschen ablesen. Stoller nimmt als Beispiel die Promiskuität her, die sehr genau analysiert werden muß. Er denkt dabei vor allem an das zwanghafte „Don-Juan-Syndrom", wo ein Mann seinen Haß gegenüber den Frauen ausdrückt, der die Voraussetzung für seine sexuelle Potenz ist. Es kommt ihm häufig auf eine Erniedrigung der Sexualpartnerin an. Diese feindselige Einstellung wird noch klarer bei sadistischem und masochistischem Verhalten, das sich heute in der modernen Pornographie auf vielfältige Weise ausdrückt. Stoller vermutet, daß auch der Fetischist das Verlangen hat, mittels der Kleider jemandem vom anderen Geschlecht weh zu tun.

Dieser Haß wird in eine spezifische Sprache der Perversion übersetzt. Der Berater hat es also häufig mit einer solchen feindseligen Einstellung im Sexualverhalten zu tun. Wenn er sensibel genug ist, wird er es bald entdecken. Er wird sehen, daß dieser Haß von psychologischen Ereignissen der Vergangenheit in die Gegenwart projiziert wird. Wenn der Berater diese Zusammenhänge sieht, dann wird er sie nicht unter den Tisch kehren, er wird dem Klienten vielmehr helfen, die Ursache für sein Verhalten zu sehen. In den meisten Fällen ist auch hier eine Langzeittherapie und eine Überweisung an den Fachpsychologen angebracht. Meist kann der nebenberufliche Berater nur einen ersten Schritt in der Beratung tun, aber dieser Schritt kann für den Betroffenen und dessen Familie bereits eine große Hilfe bedeuten.

20. PÄDOPHILIE

Kinderschändendes Verhalten ist in unserer Gesellschaft gar nicht so außergewöhnlich, wie es nach außen hin den Anschein hat. Erzieher, Lehrer und Seelsorger sind häufig damit konfrontiert. Auch hier müssen sie das Grundproblem solcher Menschen verstehen, denn nur dann können sie hilfreich etwas tun. Gerade hier muß betont werden, daß sie nicht in die Rolle der strafenden Autorität oder des moralisierenden Richters verfallen dürfen. Situationen, wo ein Kind geschändet wurde, sind häufig von starken Emotionen begleitet. Das Beste, was ein Berater dabei tun kann, ist, daß er eine gewisse Ordnung in die Situation hineinbringt. Er wird sich mit dem Opfer der Schändung befassen müssen, sodann mit der ganzen Familie, aber auch mit dem Kinderschänder. Hier kann es wichtig sein, daß der Berater Kontakt hat mit der Polizei, mit den Rechtsanwälten und dem Richter. Da die Aufregung in solchen Fällen meist sehr groß ist, muß der Berater die psychische Dynamik der Pädophilie genau kennen.

Kinderschänder sind meist nicht jene bösen Räuber, die hinter jeder Ecke auf ein Kind lauern. Ein solches Bild ist meistens ein Märchen. Mit Recht warnen wir die Kinder, nicht von fremden Menschen Süßigkeiten oder Gefälligkeiten anzunehmen, denn die Möglichkeit der Kinderschändung besteht immer. Und die Zeitungen sind heute voll von Berichten darüber. Der Psychologe David Swanson hat die psychische Struktur pädophiler Menschen genau untersucht. Er konnte zeigen, daß es neben dem klassischen Pädophilen noch viele andere Personentypen gibt, die sich auf sexuelle Spiele mit Kindern einlassen. Wenn wir uns nur auf den klassischen Typ beschränken, dann können wir die vielfältigen anderen Formen der Pädophilie gar nicht richtig in den Blick bekommen. Die Forschungsergebnisse von Swanson korrigieren unsere bisherigen Vorstellungen von Pädophilie weitgehend. Er zeigt nämlich, daß Pädophile gewöhnlich als Erwachsene ein heterosexuelles Sexualleben führen, daß ihr

Leben aber starke *chaotische Züge* aufweist. Es werden folgende Typen des pädophilen Verhaltens unterschieden:

1. Der klassische Pädophile: Er hat ein andauerndes und oft exklusives Interesse an Kindern als Sexualobjekt. Es wird angenommen, daß die Wurzeln eines solchen Verhaltens in der beginnenden Adoleszenz des pädophilen Menschen liegen. Wenn Jugendliche ständig mit jüngeren Kindern spielen und diese Spiele häufig einen sexuellen Unterton haben, dann sollte man dies nicht übersehen. Aber darin liegt meist noch kein Problem. Häufig legt sich ein solches Verhalten, wenn der Jugendliche älter wird. Wenn er aber ein solches Verhalten beibehält, dann kann es für ihn gefährlich werden. Denn es drohen ihm in unserer Gesellschaft ständig Arreststrafen. Er muß also sehr vorsichtig vorgehen, um seine sexuelle Befriedigung zu finden, er muß im Verborgenen Kinder verführen. Das Leben des klassischen Pädophilen ist sehr kompliziert und streßbeladen, denn er muß sich im alltäglichen Leben den Anschein eines biederen und angepaßten Menschen geben. Deswegen sucht er sich immer solche Plätze aus, wo sein Risiko relativ gering ist, etwa Parkanlagen oder Organisationen, wo leicht beeinflußbare und wenig erzogene Kinder anzutreffen sind. Dabei kann er sowohl ein heterosexuelles wie ein homosexuelles Verhalten an den Tag legen.

2. Der soziopathische Gewaltmensch: Solche Menschen zeigen nach außen hin meist kein Interesse an Kindern. Zumeist handelt es sich um Männer, die schon größere Mädchen zur sexuellen Befriedigung benötigen. Solche Menschen zeigen in ihrer ganzen Persönlichkeitsstruktur chaotische Züge. Sie leiden unter starker Abhängigkeit oder haben Schwierigkeiten mit ihrer Selbstkontrolle. Sie stehen oft unter einem zwanghaften Verlangen, sexuelle Befriedigung mit einem x-beliebigen Partner zu erlangen. Ein solches Verhalten kann auftreten, wenn Menschen häufig Frustrationen oder Zurückweisung erlebt haben. Familienväter wenden sich dann oft der Tochter oder einem Kindermädchen zu. Meist betrinken sie sich mit Alkohol, damit sie ihre inneren Kontrollen überwinden können. Solche Menschen sind auch in ihrem alltäglichen Leben häufig ziemlich unreif. Der Berater sollte ihr ganzes Verhalten studieren, um ihnen irgendwie helfen zu können. Er kann z. B. verschiedene Züge asozialen

Verhaltens in ihren zwischenmenschlichen Beziehungen entdecken. Solche Menschen haben meist wenig Einsicht in ihr Verhalten und vor allem sehr wenig Schuldgefühl. Sie halten sich, was ihr eigenes Leben betrifft, für nicht verantwortlich. Häufig haben sie Schwierigkeiten mit der Autorität oder mit dem Gesetz. Eine solche Persönlichkeitsstruktur ist für die meisten Kriminellen signifikant. Sie machen sich gewöhnlich nicht viel aus ihrem Verhalten, wenn sie größere Kinder für ihre sexuelle Befriedigung mißbrauchen. Meist geben sie anderen dafür die Schuld. Der Berater muß darauf achten, daß er von solchen Menschen nicht manipuliert wird, denn sie wollen ihm immer ihre Unschuld vorspielen. Und sie sind sehr geschickte Manipulatoren. Meist sind solche Menschen nicht sehr anziehend, daher muß der Berater auch darauf achten, daß er keine Antipathie gegen sie entwickelt.

3. Der Gehirngeschädigte: Wenn ein Mensch durch irgendeinen Unfall eine Schädigung des zentralen Nervensystems erleidet, dann können daraus viele Probleme für sein Verhalten und seine zwischenmenschlichen Beziehungen entstehen. Das kann auch bei zurückgebliebenen, unreifen Menschen der Fall sein, die unter Arteriosklerose leiden. Solche entwicklungsmäßig zurückgebliebenen Menschen suchen deswegen gerne Kontakte mit Kindern, weil sie auf deren Entwicklungsstufe stehengeblieben sind. Meist geraten sie in eine soziale Isolation. Diese unglückliche Situation disponiert sie dazu, vor allem mit Kindern sexuelle Aktivitäten aufzunehmen. Solche Menschen sind immer bereit, ihre Handlung zuzugeben, aber sie begreifen nicht völlig, was sie getan haben.

4. Der situationsbedingte Kinderschänder: Solche Menschen führen nach außen hin zumeist ein normales, heterosexuelles Leben. Nur in gewissen *Streßsituationen* kann es vorkommen, daß sie sich zu einem heranwachsenden Kind hingezogen fühlen. Oft sind sie das Opfer einer lang andauernden Einsamkeit oder leidvoller Frustrationen am Arbeitsplatz oder im privaten Leben. Sie haben nicht genügend emotionelle Kräfte, um mit solchen Dingen fertigzuwerden. Der Streß kann aber auch mit Trennung und Scheidung zusammenhängen. Häufig machen sich bei solchen Menschen auch schizoide Tendenzen bemerkbar. Oft sind es Männer, die mit einem sehr jungen Mädchen eine sexuelle Beziehung aufnehmen, häufig aus der Verwandtschaft oder aus der näheren befreundeten Umgebung. Meistens sind solche Mädchen körperlich gut entwickelt und nicht mehr ganz naiv. Sie spüren vielleicht, daß ein solcher Mann in seiner Streßsituation leicht in sexuelle Kontakte verwickelt werden kann.

Es ist eine weit verbreitete Ansicht, daß man Kinderschänder nicht sehr effektiv behandeln könne. Dies hängt aber sehr vom pädophilen Typ ab, wie tief der psychologische Konflikt in einer Persönlichkeit verwurzelt ist. Meistens erfahren solche Menschen durch die Beratung eine gewisse Erleichterung in ihrem krampfhaften Verhalten. Gewiß bietet die Behandlung keinerlei Garantie, daß sie sich in Zukunft unter Kontrolle halten können. Der Berater muß sich also zuerst darüber klarwerden, ob ein pädophiler Mensch überhaupt an seinem Verhalten etwas ändern möchte. Erst dann wird er über die Therapie entscheiden können. Der nebenberufliche Berater kann große Hilfe leisten, vor allem für die Familie und die Angehörigen eines Kindes, das sexuell mißbraucht wurde. Er kann ihnen sachliche Informationen über die Persönlichkeitsstruktur eines Kinderschänders geben. Es ist nicht leicht, eine solche vermittelnde Rolle einzunehmen, denn meistens sind die Aufregung und der Zorn sehr groß, wenn ein Kind verführt wurde. Hier ist es gut, wenn der Berater einen klaren Kopf behält und einen Weg zeigen kann, wie das Problem konstruktiv gelöst werden kann.

Wenn der Berater mit einem psychopathischen Gewaltmenschen konfrontiert wird, dann hat er es meist mit einer asozialen Persönlichkeit zu tun. Solche Menschen können häufig überhaupt keine Beziehung eingehen. Daher wird auch kaum eine therapeutische Beziehung mit ihnen möglich sein. Sie benutzen eine Strategie der Manipulation. Meistens hilft bei solchen Menschen nur eine Inhaftierung oder Überwachung, da sie auf eine psychiatrische Behandlung nicht ansprechen. Der Berater muß also klar die Grenzen der Behandlung sehen können, und er muß auf der Hut sein, damit er sich von solchen Menschen nicht manipulieren läßt.

Bei hirngeschädigten Menschen stellt sich die Situation ganz anders dar. Das sind meist keine perversen Gewaltmenschen. So kann der Berater bereits einen guten Dienst leisten, wenn er den

Verwandten helfen kann, die Situation dieses Menschen zu verstehen und ihn zu akzeptieren. Denn jede Zurückweisung verstärkt sein Problem und treibt ihn immer mehr in die soziale Isolation. Solche Menschen sollten eine ständige Aufsicht haben. Dadurch hilft man ihnen am ehesten, Situationen zu vermeiden, wo sie Kinder sexuell belästigen können. Es ist wichtig, daß ihnen jemand hilft, das Gleichgewicht ihres Lebens wiederzufinden. Wahrscheinlich kann man solchen Menschen helfen, wenn man ihnen viel Zuwendung gibt; sie brauchen oft intensive Gespräche, damit sie ihr Selbstbild wieder finden können.

Am meisten kann ein Berater für einen Menschen tun, der nur in bestimmten Situationen ein pädophiles Verhalten zeigt. Sein Verhalten ist vorwiegend durch Streßerfahrung ausgelöst, sonst verhält er sich völlig normal und angepaßt. Eine psychologische Behandlung kann hier sehr hilfreich sein, damit ein solcher Mensch seine eigenen psychischen Kräfte besser verstehen lernt.

Der Psychologe Raymond Kiefer hat einige praktische Hinweise gegeben, wie ein Berater sich im Falle einer Kinderschändung am besten verhalten soll. Er betont, daß der Berater die Rolle eines Managers in einer Extremsituation spielen müsse. Er kann die ersten Schritte einleiten, die notwendig sind, um mit einer solchen Situation fertigzuwerden. Wenn er klaren Kopf bewahrt, kann er den betroffenen Familienangehörigen sagen, was am besten zu tun ist. Dann wird er vielleicht eine Panikstimmung vermeiden können, und er wird dazu beitragen, das Problem auf konstruktive Weise zu lösen.

Wenn der Berater mit einem solchen Ereignis konfrontiert wird, dann soll er sowohl mit dem „Opfer“ als auch mit den Familienangehörigen des Kindes sprechen. Er soll sich mit der Familie besprechen, ob sie mit dem Kinderschänder Kontakt aufnehmen wollen, falls dies ein Bekannter oder Verwandter ist, oder was sonst getan werden kann. Zu diesem Zweck muß er die Fakten so klar als möglich herausarbeiten. Denn wenn man eine solche Situation emotional aufarbeiten will, muß man sehr genau wissen, was wirklich passiert ist. Wenn der Berater das Kind und die Eltern zusammen sieht, dann soll er genau beobachten, wie das Kind reagiert und wie die Eltern reagieren. Es ist gut, wenn er das Kind kurz allein sprechen kann, damit er sich von den unverzerrten Wahrnehmungen des Kindes ein Bild machen kann. Er sollte vor allem herausfinden, wovor das Kind am meisten Angst hat. Hier muß besonders auf die subtilen und nichtverbalen Hinweise geachtet werden. Ebenso soll der Berater herausfinden, was die größten Befürchtungen der Eltern sind, er soll in einer solchen emotionsgeladenen Situation die Gerüchte von tatsächlichen Fakten unterscheiden können. Sonst gibt es einfach zu viele Mißverständnisse. Denn die Reaktionen der Eltern und der Angehörigen können durchaus völlig inadäquat sein. Ein Berater sollte auch darauf gefaßt sein.

Wenn der Berater Ruhe bewahrt, dann kann er dadurch die Angst und die Aufregung der Angehörigen erheblich vermindern. Das betroffene Kind braucht vor allem eine Atmosphäre der *Geborgenheit.* Der Berater soll es nicht versäumen, ein solches Kind auch spontan zu streicheln, wenn er das Gefühl hat, daß das richtig ist. Wenn ein Kind sexuell mißbraucht wurde, dann halten die Erwachsenen meist Distanz, damit sie nicht selber irgendwie in ein schiefes Licht kommen. Oder sie zögern, emotional auf ein Kind spontan zu reagieren, da die allgemeinen Umstände so angespannt sind. Der Berater muß auch wissen, daß ein Kind oft eine aktive Rolle bei einer sexuellen Verführung spielen kann. Das ist eine sehr schwierige Angelegenheit. Wenn es zu einer häufigen sexuellen Beziehung zwischen einem größeren Kind und einem Erwachsenen gekommen ist, dann bedeutet dies, daß auch das Kind diese Beziehung wollte. Hier muß also genaue Information über die äußeren Umstände eingeholt werden, über das Kind, über die Familie und über den Kinderschänder, damit die Situation richtig eingeschätzt werden kann. Der Berater muß die ganze Situation überblicken können.

Zum anderen wird von ihm erwartet, daß er *emotionale Unterstützung* geben kann. Nebenberufliche Berater, die noch einen anderen Beruf ausüben, werden kaum einen pädophilen Menschen behandeln können. Das ist Sache der Psychiater und Psychologen. Hier kann der nebenberufliche Berater häufig nur eine vermittelnde Rolle spielen. Er sollte für das Kind einen guten Kinderpsychologen aussuchen sowie einen guten Kinderarzt. Er sollte zu diesen Personen eine Verbindung herstellen können. Aber nicht nur das Kind, die ganze Familie braucht eine emotionale Unterstützung, um mit einer solchen Situation fertigzuwerden. Nicht zuletzt sollten die Kinder auf die Gefahren der sexuellen Verführung hingewiesen werden. Auch wenn in den Schulen heute häufig darauf hingewiesen wird, so verstehen die meisten Kinder doch nicht, um was es sich dabei handelt. Denn häufig sind die Warnungen an die Kinder viel zu undeutlich und zu allgemein. Psychisch gesunde Menschen werden offen über diese Dinge und Gefahren sprechen können. Aber wir sollen uns auch vor dem Gegenteil hüten, daß wir die Kinder zu sehr mißtrauisch machen. Wir sollen die Kinder sachlich über die Probleme informieren, ohne ihnen aber Angst zu machen. Solche Informationen gehören einfach zu einer guten Sexualerziehung. Wir sollten in der Sexualerziehung auch nicht so tun, als ob es nur sexuelle Verführung gäbe. Denn das würde die Einstellung des Kindes zur Sexualität schwer verzerren und hemmen.

Wir sollten über die Möglichkeit der Kinderschändung vielleicht im Zusammenhang mit den allgemeinen Gefahren des Lebens für die Kinder sprechen. Die heranwachsenden Kinder sollen erkennen, daß es genauso gefährlich ist, unbekannte Pillen und Medikamente einzunehmen, als Süßigkeiten und Zuwendungen von fremden Menschen zu empfangen. Die Kinder sollen wissen, daß es Menschen gibt, die ein abweichendes und oft gewalttätiges Verhalten an den Tag legen. Man kann den Kindern auch sagen, daß manche erwachsene Menschen Schwierigkeiten mit ihrer Sexualität haben. Das hilft den Kindern auch, die Erwachsenen richtig zu verstehen. Damit wird ihnen nicht vor jedem Erwachsenen Angst eingejagt. Wenn die Kinder in unserer Gesellschaft heute eine größere Unabhängigkeit bekommen, dann ist es wichtig, daß wir ihnen auch mehr Informationen über den sexuellen Mißbrauch mitgeben. Es sollen die möglichen Probleme mit ihnen ganz offen diskutiert werden. Vor allem sollen die Kinder ermuntert werden, ungewöhnliche Ereignisse zu Hause zu erzählen und darüber zu sprechen. So können die Kinder und heranwachsenden Jugendlichen lernen, ihre eigene Sexualität und die anderer Menschen besser zu verstehen. Kinder sollten unterscheiden können zwischen der allgemeinen Höflichkeit, mit der sie Erwachsenen begegnen sollen, und einer gefährlichen Zutraulichkeit. Sie sollen wissen, daß es gut ist, wenn sie zu einem sich seltsam benehmenden Erwachsenen unhöflich sind. Je mehr wir die Kinder über diese Dinge informieren, desto besser schützen wir sie vor sexuellem Mißbrauch.

21. ZUR SEXUELLEN ABSTINENZ VERURTEILTE MENSCHEN

Auch Menschen, die aus irgendeinem Grund sexuell abstinent leben müssen, sollten von einem Berater verstanden werden. Unsere Kultur neigt dazu, solche Menschen eher zu vernachlässigen. Es gibt auch nicht viele Forschungsdaten über die sexuellen Probleme solcher Menschen. Dabei ist der Anteil an der Gesamtbevölkerung gar nicht so gering. Dazu gehören Menschen, deren sexuelle Entfaltung durch die Umwelt unterdrückt wird. So haben *Strafgefangene* im allgemeinen wenig Möglichkeiten zu einem sexuellen Leben. Dazu gehören aber auch Menschen, die durch irgendeine *schwere Krankheit* sexuell geschädigt wurden, oder *Unfallopfer,* die schwere Operationen hinter sich haben. Wie ich schon erwähnte, hängt das sexuelle Interesse auch von den äußeren Lebensumständen ab. So kann durch den Tod eines Ehepartners oder durch Scheidung dieses Interesse vorübergehend stark abnehmen. Es kann aber auch viele versteckte Ursachen dafür geben. Denken wir etwa an eine Frau, deren Mann primär impotent ist, oder an einen Ehemann, dessen Frau jede sexuelle Beziehung ablehnt. De facto leben auch zölibatäre Menschen in einer solchen Situation. Sie tun dies aber aus einem religiösen oder einem anderen Ideal heraus. Es sind also sehr verschiedene Menschengruppen, die in die Beratung kommen können. Besonders Lehrer und Seelsorger werden häufig mit solchen Problemen konfrontiert.

Es gibt einige Literatur über die sexuellen Probleme von *Strafgefangenen.* Unter ihnen dürften homosexuelle Praktiken am meisten verbreitet sein. Aber offensichtlich sind es nicht nur homosexuell veranlagte Menschen, die im Gefängnis so handeln. Homosexuelle Praktiken dienen im Gefängnis oft dazu, um ein erträgliches Zusammenleben zu ermöglichen oder um Spannungen abzubauen. Dabei gibt es wenig zwischenmenschlichen Austausch. Solche Erfahrungen sind meist rein körperlich, unpersönlich, ohne homosexuelle Identifikation. Es ist auch möglich, daß Strafgefangene tiefere homoerotische Erfahrungen haben. Wenn ein Berater mit Gefangenen zu tun hat, dann soll er nicht gleich mit einer Etikettierung dieses Verhaltens zur Stelle sein. Denn es ist ein großer Unterschied, ob ich es bloß mit einem situationsbedingten Homosexuellen zu tun habe oder mit einem primär homosexuell orientierten Menschen.

Der Berater muß sich auch bewußt sein, daß er nur sehr begrenzt die Möglichkeit hat, die äußeren Bedingungen von Strafgefangenen zu verändern. Er wird es sich gut überlegen, ob er als Sozialreformer auftritt und sich dafür einsetzt, die äußeren Bedingungen des Strafvollzuges zu verändern. Beratung sollte nicht mit einer politischen Agitation verwechselt werden, auch wenn es durchwegs sinnvoll ist, wenn sich ein Berater für eine Verbesserung des Strafvollzuges einsetzt; etwa für das Recht der Gefangenen, ihre Ehepartner regelmäßig zu empfangen. Wenn hier Berater hinreichend informiert sind, können sie sehr viel zur Verbesserung unseres Strafvollzugssystems beitragen. Aber zuerst ist der Berater seinem Klienten verantwortlich, mit dem er zu arbeiten hat. Er sollte auch nicht seine politische Position mit seiner Beraterfunktion vermengen. Denn das würde sich sehr negativ für die Beratung und den Klienten auswirken. Die Sache wird dadurch noch schwieriger, daß viele Strafgefangene asoziale Persönlichkeiten sind, die den Berater ausnützen und aufs Glatteis führen wollen. Daher muß er sorgsam prüfen, ob er überhaupt eine beratende Beziehung zu einem Gefangenen aufbauen kann oder ob ihn dieser nur manipulieren möchte. Die sexuelle Erfahrung von Strafgefangenen ist ein Aspekt bei der Beratung solcher Menschen. Aber es ist ein sehr wichtiger Aspekt, denn es können dadurch sehr schwerwiegende Probleme entstehen. Homosexuelle Verbindungen führen in Gefängnissen häufig zu Gewaltanwendung, wie eine Studie in amerikanischen Gefängnissen gezeigt hat. Wer sich in der Beratung mit Strafgefangenen einläßt, der sollte eine sehr starke und gefestigte Persönlichkeit sein.

Eine ganz andere Situation liegt vor, wenn Menschen durch einen *Unfall* ihre sexuellen Fähigkeiten einbüßen und damit auch ihr *Selbstvertrauen* und ihr positives *Selbstbild* verlieren. Durch den plötzlichen Verlust der sexuellen Fähigkeit kann das ganze Selbstbild eines Menschen in Frage gestellt sein. So können z. B. querschnittgelähmte Personen sehr unter ihrer sexuellen Frustration leiden. Ein Berater muß wissen, daß solche Menschen auch dann noch sehr starke sexuelle Interessen haben können, wenn sie körperlich nicht mehr zu sexueller Aktivität fähig sind. Der Psychologe John Money hat sich ausführlich mit solchen Menschen beschäftigt. Wer die Sexualität nur auf die Sexualorgane bezieht, der wird die sexuellen Bedürfnisse solcher Menschen leicht unterschätzen. Es zeigt sich, daß der plötzliche Verlust der sexuellen Fähigkeiten das Selbstbild und die Selbsteinschätzung solcher Männer und Frauen schwer beeinträchtigt. So kann bei gelähmten Menschen Sexualität weiterhin eine wichtige Rolle spielen. Das haben viele Untersuchungen deutlich gezeigt. Aber landläufig ist man der Meinung, daß solche Menschen kein sexuelles Interesse mehr hätten. Auch unsere Rehabilitationszentren sind meist von dieser Meinung geprägt. Sie sind so eingerichtet, als ob diese Menschen überhaupt kein Sexualleben mehr hätten. Darin kommt zum Ausdruck, daß solche Menschen in unserer Kultur oft nicht mehr als vollwertige Menschen angesehen werden.

In den letzten Jahren sind jedoch große Anstrengungen unternommen worden, um auf die sexuellen Nöte dieser Patienten aufmerksam zu machen und ihnen in den Rehabilitationszentren irgendwelche Möglichkeiten der sexuellen Verwirklichung zu geben. So ist es wichtig, daß sie ständig von ihren Ehepartnern Besuch erhalten können oder daß männliche und weibliche Patienten öfter zusammenkommen können.

Es ist jedoch nicht die primäre Aufgabe des Beraters, solche Institutionen zu reformieren. Er kann die öffentlichen Stellen sehr deutlich auf die sexuellen Nöte solcher Menschen hinweisen, und er kann mit ihnen Überlegungen anstellen, was man tun kann, um ihre Situation zu erleichtern. Aber er muß in erster Linie mit den Patienten arbeiten; er muß sehen, welche Folgen ihr Unfall für ihr Selbstbild hat. Erst dann kann er versuchen, an diesem Selbstbild zu arbeiten, um nach einer *neuen Integration* ihrer Sexualität zu suchen. Dasselbe gilt auch für viele andere Krankheiten und Verletzungen, etwa für Rückgratverletzungen. Es kann viele Situationen geben, wodurch die sexuellen Fähigkeiten eines Menschen beeinträchtigt werden. Aber darüber sind die meisten Leute nur ungenau informiert, und es gibt viele Märchen und Mythen in dieser Hinsicht. Nicht jede schwere Krankheit hat eine Lähmung der sexuellen Aktivität zur Folge. Das gilt nicht einmal für einen Herzinfarkt. Viele Menschen reduzieren ihre Sexualität, wenn sie krank sind und sie sich der Gebrechlichkeit ihres Körpers bewußt werden. Das heißt aber nicht, daß sie körperlich unfähig wären zur Sexualität. Sie werden vor allem emotional blockiert.

Wenn jemand sich nach einer Herzattacke entscheidet, auf Sexualität zu verzichten, dann ist dies nicht immer nur der Rat der Ärzte, sondern eine eigene Entscheidung des Betreffenden. Wir müssen alle diese Dinge im Kontext der Selbsterfahrung und des Selbstbildes eines Menschen sehen, wenn wir in der Beratung damit konfrontiert werden. Beim Tod eines Partners oder nach einer Scheidung verlieren die Menschen ihren Sexualpartner. Für viele Menschen bedeutet dies einen Schock, so daß sie nicht sofort eine neue sexuelle Beziehung aufnehmen. Der Berater muß wissen, daß dieser Verlust des sexuellen Lebens nur eine Dimension des Verlustes ist. Es ändert sich jetzt im Leben alles. Scheidung oder Tod eines Ehepartners haben auch Folgen für das Selbstbild und für die sozialen Beziehungen eines Menschen. Vieles davon spielt sich im Unterbewußtsein ab und äußert sich in Symptomen der Angst oder der Depression. Die einen solchen Verlust erleiden, müssen — wie Sigmund Freud es genannt hat — durch *„Trauerarbeit“* hindurchgehen, damit sie ihr Selbstbild wieder neu aufbauen und in das Leben zurückkehren können. Diese Trauerarbeit ist ein Prozeß, der nicht unterbrochen werden soll. Jeder Mensch muß sie für sich leisten. Wenn ein Berater mit solchen Menschen zusammenkommt, dann erfährt er häufig, daß sie unerwartete und bizarre Sexualphantasien haben. Das ist in ihrer Situation gar nicht ungewöhnlich.

Eine andere Folge einer derartigen Situation kann das Fehlen jeglicher sexueller Gefühle sein. Verwitwete Frauen haben oft Probleme mit ihrem weiblichen Selbstbild, das Selbstvertrauen wird stark vermindert. Andere wiederum sind verwirrt über ihre starken sexuellen Impulse. Dies kann eine sehr schwierige Periode für diese Menschen sein, in der sie die Unterstützung eines Beraters dringend brauchen. Es kann auch vorkommen, daß Menschen in dieser Situation Konflikte neu erfahren, die sie seit langem überwunden hatten. So kann es sein, daß zwanghafte Menschen plötzlich einen Waschzwang in ihrem Verhalten entwickeln. Hier muß der Berater herausfinden, welche Grundgefühle dahinterstehen und was damit symbolisch ausgedrückt wird. Das Verhalten solcher Menschen kann nur im Zusammenhang ihrer Lebensgeschichte richtig verstanden werden. Es kommt auch häufig vor, daß Menschen in solchen Situationen Dinge tun, die sie vorher nie getan haben. Sie können mit jemandem eine neue Beziehung eingehen, der sie bisher in keiner Weise angezogen hat. Auch das ist ein symbolischer Ausdruck der inneren Situation, die klar erforscht werden muß.

Der *Zölibat* ist hauptsächlich eine Lebensform für Menschen, die sich aus religiösen Gründen Gott weihen und sich auf diese Weise ausschließlich in den Dienst der Menschen stellen. Es gibt keine Anhaltspunkte dafür, daß zölibatäre Menschen größere Schwierigkeiten haben als andere Menschen, die sexuell abstinent sind. Viele dieser Schwierigkeiten werden bei der Ausbildung schon vorweggenommen. Außerdem erfahren diese Menschen eine starke Unterstützung von seiten ihrer Bezugsgruppe. Ihr zölibatäres Ideal wird religiös motiviert, so daß es möglich wird, daß viele Menschen diese Entscheidung ihr Leben lang durchhalten können. Dies wird vor allem dann möglich sein, wenn solche Menschen starke persönliche Beziehungen eingehen können und wenn sie in ihrem Beruf ihre elementaren Bedürfnisse ausdrücken können; etwa im Lehrberuf, in der Seelsorge oder als Krankenschwester usw. Andere Menschen hingegen wählen die ehelose Lebensform, um in ihrer weltlichen Karriere besser voranzukommen. Sie haben dann das Gefühl, daß ihnen mehr Zeit bleibt für ihre Arbeit und daß sie der familiären Sorgen enthoben sind. Andere Menschen wählen die ehelose Lebensform unfreiwillig, aus Gründen, die sie nicht vorhergesehen haben. Manche Menschen kommen nicht zur Heirat, weil sie für ein altes Elternpaar oder für einen kranken Menschen zu sorgen haben.

Die sexuellen Schwierigkeiten der zölibatären Menschen dürften im allgemeinen nicht größer sein als die von Verheirateten. Auch sie sind sexuellen Impulsen ausgesetzt und müssen mit ihnen umgehen können. Hier kommt meistens der Mechanismus der *Sublimation* ins Spiel. Bei der Sublimation, von der Sigmund Freud gesprochen hat, werden sexuelle Energien in andere Aktivitäten umgesetzt, etwa in künstlerische Kreativität oder in

Werke der Nächstenliebe. Auf alle Fälle aber braucht die sexuelle Energie des Menschen irgendwelche Formen der Verwirklichung. Wenn Berater mit Menschen arbeiten, die aus irgendeinem Grund nicht fähig sind zu heiraten, dann geben sie oft den Rat, nach Möglichkeiten der Sublimation zu suchen. Das kann dann sehr sinnvoll sein, wenn sich der Berater von den Bedürfnissen seines Klienten wirklich überzeugt hat. Er sollte zusammen mit dem Klienten nach möglichen Aktivitäten suchen, wo dieser sich selbst verwirklichen kann und wo sein Selbstbild unterstützt wird. Auf keinen Fall soll der Berater dem Klienten eine Aktivität einreden, die dieser nicht selbst möchte. Das Wichtigste aber ist, daß der Berater sich mit der Situation des Betreffenden offen auseinandersetzt.

Ein Berater sollte auch nicht überrascht sein, wenn zölibatäre Menschen, auch religiös motivierte Zölibatäre, mit sexuellen Problemen zu ihm kommen. Solche Probleme sind aus ihrer Lebensgeschichte heraus zu verstehen. Sie drücken meist einen unbewußten Prozeß aus, der häufig durch einen situationsbedingten Streß ausgelöst wird. Solche Menschen brauchen viel Unterstützung und ein Gespür dafür, daß jede Veränderung im Sexualverhalten eine Herausforderung an das religiöse Versprechen darstellt. Häufig werden Angst und Schuldgefühle ausgedrückt; der Berater soll diese Angst auch zulassen und zu verstehen versuchen. Meist sind die sexuellen Schwierigkeiten zölibatärer Menschen mit anderen Problemen ihrer Persönlichkeit verbunden.

Es gibt aber noch andere Situationen, wo wir der sexuellen Abstinenz begegnen. Etwa bei sehr langen Krankenhausaufenthalten oder vorübergehend in einer Ehe bei, vor und nach der Geburt eines Kindes. Häufig leiden auch Militärangehörige und Handelsreisende unter vorübergehend eingeschränkten Möglichkeiten sexueller Entfaltung. Gelegentlich kommen auch solche Menschen in die Beratung. Sie möchten über ihre Spannungen sprechen und ihre Gefühle ergründen, die ihnen Schwierigkeiten machen. Auch hier geht es darum, daß sich der Berater mit dem ganzen Leben dieser Menschen auseinandersetzt, mit ihren komplexen Wertsystemen und Erfahrungen, daß er einfach da ist und zuhören kann. Nur so kann er feststellen, welchen Stellenwert die Sexualität in ihrem Leben hat. Manchmal sind Menschen auch erleichtert, wenn sie eine sexuelle Pause erleben. Denn für sie war Sexualität oft eine Last, und sie haben vielerlei Konflikte dadurch erfahren. Auch hier muß der Berater genau erkunden, warum die Sexualität als Last empfunden wurde und welche Gründe für die jetzige Reaktion vorliegen. Wenn ein Ehepartner in die Beratung kommt, dann ist es gut, wenn der Berater sich auch mit dem zweiten Partner zusammensetzt. Denn wenn der eine sexuelle Probleme hat, ist der andere immer mitbetroffen. Zusammen werden sie besser sehen können, wo das tatsächliche Problem liegt. Partnerberatung ist eine ideale Situation, wenn es gelingt, daß beide in die Beratung kommen.

22. DER VERFÜHRERISCHE KLIENT

Dies ist ein schwieriges Kapitel, wo viele Mißverständnisse möglich sind. Vor allem männliche Berater sind oft hysterisch agierenden Frauen gegenüber hilflos. Aber wir werden nun einmal mit dieser Tatsache konfrontiert. Die *hysterische Persönlichkeit* findet sich zwar auch unter Männern, aber sie ist unter Frauen viel häufiger. Es ist leicht gesagt, ein Berater solle auf der Hut sein, damit er von einem Klienten nicht sexuell ausgenützt wird. Aber damit ist das Problem in seiner Tiefe noch gar nicht gesehen. Der Berater kann nun einmal nicht wie der Chirurg in einem aseptischen Raum arbeiten, sondern er steht in einer intensiven persönlichen Beziehung mit dem Klienten. Er ist der komplexen Dynamik einer Beraterbeziehung ausgesetzt. Er muß sich selbst in diese Beziehung einbringen, denn sonst kann er einem Klienten nicht viel helfen. Die Therapie besteht nicht darin, daß der Klient mit dem Berater dasselbe Spiel aufführen kann, das er mit allen anderen aufführt. Vielmehr schafft die Beratung ein Umfeld, wo der Klient erkennen kann, was er tatsächlich durch seinen zwischenmenschlichen Stil anrichtet. Die Therapie erschließt viele Möglichkeiten, neue Formen zwischenmenschlicher Beziehung auszubilden. Wenn also ein Klient in der Beratung sexuell verführerisch ist, dann müssen auch die Gründe dieses Verhaltens erkundet werden.

Verführerische Patienten kommen häufig mit Klagen über ihr Eheleben in die Beratung. Meist beginnen sie mit ganz allgemeinen Problemen, und nur nebenbei bringen sie ein sexuelles Element hinein. Das kann etwa bei hysterischen Frauen der Fall sein. Sie wenden sich häufig an Lehrer, Erzieher, Ärzte oder Seelsorger, um ihre sexuellen Konflikte auf verführerische Weise auszutragen. Die Beratung ist für sie so etwas wie ein Hasardspiel. Trotzdem sollte der Berater in keine Angst verfallen. Denn meistens ist *Verführung* in der Beratung ein bilaterales Phänomen, in das auch der Berater mit seinen seelischen Konflikten verstrickt ist. Häufig besteht eine Ähnlichkeit zwischen den

Nöten des Klienten und den Nöten des Beraters. Gewiß ist nicht jeder, der sich in der Beratung über Eheprobleme beklagt, ein verführerischer Klient. Man kann diese Klienten in der Art und Weise ihrer Selbstdarstellung erkennen. Der Berater muß genau hinsehen, wie sie eine Beziehung aufbauen. Er muß also mit einigem Hintergrundwissen sehr sensibel auf diese Situation reagieren. Und er muß sich dabei seiner selbst sicher sein, damit er seine eigenen Reaktionen verstehen kann.

Manche Psychologen treffen eine klare Unterscheidung zwischen einem allgemeinen aufdringlichen sexuellen Verhalten und hysterischem Agieren. James Matthis gibt zwar zu, daß eine solche Unterscheidung oft schwierig sei, er hält sie aber trotzdem für notwendig. Der hysterische Klient ist in seiner Sexualität sehr infantil geblieben, er legt ein *pseudosexuelles Verhalten* an den Tag. Auch wenn sich eine hysterische Frau sehr aufreizend kleidet, sucht sie in Wirklichkeit nach einer Vaterfigur, die ihr Zuneigung schenkt. Sie preist sich als das kleine Mädchen an, das Liebe sucht, nicht als erwachsene Frau. Das hilflose Kind beherrscht ihre Persönlichkeit, daher wird sie das Opfer ihrer eigenen Verführung. Der sexuell herausfordernde Klient hingegen wird von seinen unbewußten Motivationen nicht getäuscht. Eine solche Frau gibt sich nicht als kleines Kind, sondern sie sucht sehr bewußt einen sexuellen Kontakt mit dem Berater. Das kann oft ein sehr bewußter Mechanismus sein, mit sehr materiellen Gründen; es kann aber auch die Folge von emotionalen Notsituationen sein, die nicht kontrolliert werden können. Der sexuell herausfordernde Klient agiert sehr bewußt. Er manipuliert den Berater und weiß genau, was er tut. Unsere Kultur verstärkt heute ein solches Verhalten, indem sie die Sexualität zur Erreichung nicht-sexueller Ziele einsetzt. Wir brauchen dabei nur an die Methoden der Werbung zu denken.

Darüber hinaus gibt es noch den *feindselig eingestellten Klienten,* der sich vom manipulativen Klienten sehr unterscheidet. Wenn der Klient eine Frau ist, dann möchte sie den Berater verletzen; deswegen verführt sie ihn. Sie möchte einen anderen erniedrigen; deswegen bringt sie ihre ganze Sexualität ins Spiel, um nach einem Opfer zu suchen. Sowohl der manipulative wie der feindselig eingestellte Verführer bringt seinen Lebensstil auch in die Beratung. Der feindselig eingestellte Verführer möchte den

Berater erniedrigen und verletzen, die Feindseligkeit ist unmißverständlich gegeben. Matthis unterscheidet dann noch den zwanghaften Verführer und den kompetitiven Verführer, der seine Sexualität im Wettstreit gegen andere Mitglieder des eigenen Geschlechtes einsetzt. Solche Frauen sind an Männern insofern interessiert, als sie besser sein wollen als andere Frauen. Sie liegen mit ihren Geschlechtsgenossinnen in einem Wettstreit; wenn sie gewonnen haben, dann sind sie am Berater nicht länger interessiert. Ein solches Verhalten kann für das Selbstbild eines Beraters ziemlich bedrohlich sein.

Matthis nennt dann noch den Verführer, der *Selbstbestätigung* braucht. Solche Klienten wissen genau, was sie tun, sie reflektieren sogar darüber. Viele Menschen setzen ihre Sexualität ein, um die Aufmerksamkeit der anderen auf sich zu ziehen und dadurch ihr Selbstbewußtsein zu stärken. Wenn ein solcher Klient in die Beratung kommt, dann muß der Berater sehen, was die Hintergründe eines solchen Verhaltens sind.

Schließlich unterscheidet Matthis noch den abhängigen Verführer, der eine unreife Persönlichkeitsstruktur aufweist und der zwanghaft von einem anderen Menschen abhängig sein möchte. Solche Verführer gleichen irgendwie den feindselig eingestellten Verführern, denn sie tragen oft viel Zorn und Haß gegenüber jenen Menschen in sich, von denen sie abhängig sein möchten. Solche Menschen können niemals von einem Partner wirklich zufriedengestellt werden. Wenn ein Klient genau weiß, was er mit seiner Sexualität tut, dann ist dies eine starke Herausforderung an den Berater. Dieser versucht eine Beziehung aufzubauen, auch wenn eine verführerische, feindselige oder zwanghaft abhängige Atmosphäre herrscht. Der Berater muß nun zusehen, was sein Klient hinter solchen sexuellen Manövern verbirgt. Er wird versucht sein, auf feindselige Einstellungen auch feindselig zu reagieren. Wenn er sich durch die verführerische Situation stark herausgefordert fühlt, dann wird er seine eigenen Gefühle ergründen müssen, um die Situation nicht zu dramatisieren. Die meisten Berater kommen früher oder später in eine solche Situation.

Nur solche Berater, die sehr stark mit sich selbst beschäftigt sind, werden eine solche Situation vermeiden. Aber ihr Erfolg in der Beratung hält sich in Grenzen. Andere wiederum finden eine solche Erfahrung aufregend und als einen angenehmen Nervenkitzel, als eine Abwechslung im tristen Alltag. Dennoch muß ein Berater hier sehr vorsichtig sein, denn wenn er sich auf eine solche Verführungssituation einläßt, dann kann dies für sein Leben und für seinen Beruf möglicherweise zu einem Desaster führen. Hier ist es nützlich, sich zu erinnern, daß ein hysterischer Patient hauptsächlich aus seiner *Phantasie* heraus lebt. Wenn man das weiß, wird man besser mit solchen Klienten umgehen können. Man wird über ihr Verhalten weniger überrascht sein. Stanley Lesser und Ruth Easer haben betont, daß die hauptsächliche Dynamik des hysterischen Patienten darin liege, den kindlichen Anteil seiner Persönlichkeit zu verteidigen.

Hysterische Klienten sind meist sehr interessante Persönlichkeiten. Sie geben sich charmant, meistens aber hilflos. Sie können sehr attraktiv und lebendig sein, sie bringen Farbe in die Therapie, die bei depressiven Patienten weitgehend fehlt. Ihre Lebendigkeit stellt eine stabile Beziehung in Frage. Sie leben stark aus ihrer kindlichen Phantasie. Der Partner eines hysterischen Menschen muß wissen, daß er einen kindischen, abhängigen, infantilen Menschen geheiratet hat. In dieser Weise präsentiert sich ein Hysteriker also beim Berater. Solche Menschen erscheinen oft sehr sexy, und sie erzählen interessante Dinge aus ihrem Leben. Sie erscheinen am Beginn der Beratung als faszinierende Menschen, aber sie sind sehr schwer zu verstehen. Ihr Verhalten kann für den Berater frustrierend sein, denn sie treiben mit ihm dieselben Spielchen wie im alltäglichen Leben. Hysterische Frauen erscheinen wie kleine Mädchen, die nach väterlicher Zuneigung verlangen. Sie können für ihr Leben kaum eine Verantwortung übernehmen, denn sie sind voll emotionaler Krisen, die sie andauernd überdramatisieren. Sie sind vorwiegend von ihrem Gefühl geleitet. Deswegen hat man den hysterischen Lebensstil auch den „emotionellen Lebensstil" genannt. Sie leben in großen Extremen, sie genießen ihre Situation und möchten sie keinesfalls aufgeben. Sie setzen ihre Emotionen in allen Beziehungen sehr stark ein.

Hysterikerinnen fühlen sich kaum jemals geliebt. Aber sie brauchen diese Liebe, denn sie leiden unter ihren Konflikten, und sie haben sexuelle Schwierigkeiten. Sie suchen also mehr einen Vater als einen Liebhaber. Meistens haben sie große Schwierigkeiten mit ihrem Sexualleben, weswegen sie ja in die Beratung kommen. Sie drängen ihren Ehepartner in eine Vaterrolle hinein und haben im allgemeinen sehr wenig sexuelle Ausstrahlung. Sie benehmen sich auch in ihrer Sexualität wie Kinder und machen damit ihren Persönlichkeitsstil deutlich. Die Ehepartner von hysterischen Frauen fühlen sich häufig von deren äußerer Attraktivität angezogen, sie sind aber von deren tatsächlichem Sexualleben bald enttäuscht. Solche Hysteriker täuschen durch ihr äußeres Aussehen ihre Partner, die es nicht leicht haben, denn sie werden zunächst sexuell herausgefordert, und wenn sie darauf reagieren, werden sie meist zurückgewiesen. Häufig wird ihnen vorgeworfen, sie seien übermäßig an Sexualität interessiert, und der hysterische Partner zieht sich immer mehr zurück. Eine hysterische Frau spielt sehr geschickt ihrem Partner die Schuld für ihre Schwierigkeiten zu.

Wir können hysterische Patientinnen auch an vielen anderen Symptomen erkennen. Körperliche Krankheit findet sich vielfach in ihrer Lebensgeschichte. Oder sie leiden unter Frigidität und Scheidenkrämpfen. Meist drückt eine hysterische Frau in der Beratung ihre große Unzufriedenheit mit ihrem Ehepartner aus. Solche Frauen haben meist große Schwierigkeiten mit der Empfängnis, mit der Schwangerschaft, mit der Geburt und mit der Mutterrolle. Sie versuchen, alle ihre Kommunikationspartner und damit auch den Berater in ihren hysterischen Lebensstil hineinzuziehen.

Es gibt auch *männliche Hysteriker,* aber sie sind relativ selten. Sie erscheinen sehr selbstsicher und geben den Anschein, daß sie mit ihren Lebensproblemen ohne Schwierigkeit fertigwerden. Seltsamerweise ist diese Haltung fast eine kulturelle Stereotype, die in unserer heutigen Gesellschaft sehr unterstützt wird. Häufig wird ein solches Verhalten als ein Vorbild hingestellt. Diese Männer geben sich nach außen hin sehr selbstsicher, sie überdecken damit aber ihre innere Unsicherheit und ihre Selbstzweifel. Sie haben ein gekünsteltes Verhalten, um ihre Furcht und Angst zu überdecken. Sie legen großen Wert auf Kleidung, auf die richtigen Weinsorten und auf die neueste Mode. Die Gestalt des James Bond trägt deutlich hysterische Züge. Solche Menschen scheinen in der Beratung sehr gewinnend zu sein, aber sie verdecken nur ihre innere Fragilität. Ähnlich wie die weiblichen

Hysteriker haben auch die männlichen Hysteriker im zwischenmenschlichen Bereich Schwierigkeiten. Sie sind stark narzißtisch veranlagt und benötigen viel Aufmerksamkeit. Sie sind vorwiegend mit sich selbst beschäftigt. Häufig kommen hysterische Männer in die Beratung, wenn sie mit einem zwanghaften Partner verheiratet sind. Denn oberflächlich gesehen ergänzen sich die beiden recht gut, in Wirklichkeit aber haben sie große Schwierigkeiten miteinander. Zwanghafte Menschen halten viel auf penible Ordnung, die dem Hysteriker meistens fehlt. Und der Hysteriker bringt jene Lebensenergie mit, die dem Zwangsneurotiker abhanden gekommen ist. Eine solch schwierige Situation kann nicht durch die Behandlung äußerer Faktoren allein geändert werden. Die sexuellen Schwierigkeiten sind nur äußere Symptome für tieferliegende psychische Probleme.

Wenn ein Berater einem Hysteriker Anweisungen gibt, so nützt ihm dies sehr wenig. Er muß sich vielmehr auf die ganze Persönlichkeitsstruktur dieses Menschen einlassen. Denn das verführerische Verhalten ist nur ein Teil eines tieferliegenden Problems. Wenn der Berater weiß, daß hysterische Menschen vorwiegend aus ihrer *kindlichen Phantasie* heraus leben, dann wird er sich auch besser schützen können, um ihrer Verführungskunst nicht zu erliegen. Der Berater muß wissen, daß solche Menschen einen starken Verteidigungswall um sich aufgebaut haben. Sie verteidigen sich gegen ihre Sexualität. Das wird darin deutlich, daß sie zu keinen echten sexuellen Gefühlen fähig sind, trotz ihres verführerischen Verhaltens an der Oberfläche. Häufig haben sie ungelöste Probleme mit ihren Eltern. In ihren Tagträumen und in ihrer Phantasie wird ihnen jene Aufmerksamkeit zuteil, die ihnen in Wirklichkeit fehlt. Sie bauen oft eine operettenhafte Welt um sich auf, denn darin erhalten sie jene Erfüllung, die sie in tatsächlichen Beziehungen mit anderen Menschen nicht finden. Auf diese Weise halten sie vor allem ihre Angst unter Kontrolle.

Der Berater muß mit *starken Emotionen* bei solchen Menschen rechnen. Sie arbeiten mit einem Trick, sie stimulieren andere, um dadurch von ihren eigenen Gefühlen abgelenkt zu werden. Denn diese Gefühle sind für sie bedrohlich und erzeugen Angst. Ihr Verhalten ist sehr stark von Aggression geleitet. Ihr kindisches Verhalten benutzt die Mechanismen der Isolation und der

Zurückweisung; dadurch können sie sich von ihren eigenen Gefühlen abschirmen. Dieser Abwehrmechanismus führt zu einem verführerischen Verhalten. Aber sie wissen selber gar nicht, was sie wirklich tun. Deswegen fällt es ihnen leicht, anderen Menschen die Schuld zu geben für ihre eigenen Schwierigkeiten. Der Berater soll wissen, daß die Beratung sich zunächst recht gut anlassen kann. Er kann mit Hysterikern sehr schnell in Kontakt kommen. Sie lassen den Berater wissen, daß er ein sehr kluger Mann sei und daß er ihnen sehr helfen könne. Aber auch das kann ein Aspekt ihrer Verführungskunst sein. Der Berater muß ihre Manöver und Spiele durchschauen können, er muß den typischen Lebensstil eines Hysterikers richtig deuten, und er muß wissen, daß dieser sich dadurch selbst verteidigt. Die Verführung wird ausgedrückt durch Körpersprache und äußeres Verhalten. Wenn ein Berater sich dessen bewußt ist, dann wird er gefaßt bleiben und die Spielchen des Klienten nicht sofort mitmachen. Denn das verführerische Verhalten des Hysterikers richtet sich ja nicht direkt an den Berater, sondern eigentlich an die Eltern. Das kann für manchen Berater enttäuschend sein, aber es ist die Wahrheit.

23. BÖSE SITUATIONEN UND SCHLECHTE NACHRICHTEN

Wie in dem ganzen Buch deutlich wurde, kann Sexualität ein Problem für sich sein, sie kann aber auch als Ausdrucksmedium für andere persönliche Konflikte dienen. Eine der wichtigsten Aufgaben des nebenberuflichen Beraters besteht darin, die komplexe Sprache des menschlichen Lebens richtig zu verstehen und zu interpretieren. Dies besonders dann, wenn es sich um ein sehr verborgenes Vokabular handelt. So kann Einsamkeit hinter promiskuitivem Verhalten stehen, oder es können durch Trauer sexuelle Schwierigkeiten auftreten. Schizoide Menschen können Angst haben vor der Sexualität, weil sie sich darin von sadistischen Gefühlen bedroht sehen. Häufig wollen Menschen durch sexuelle Aktivität ihr Selbstbild verbessern. Homosexualität kann situationsbedingt sein. Hier muß der Berater die ganze Bandbreite der äußeren Lebensumstände und der psychischen Motivation erkennen können. Aber es genügt nicht, wenn er die Probleme bloß intellektualisiert und analysiert. Solche Berater können in der Praxis sehr wenig helfen. Vielmehr soll der Berater dazu beitragen, daß ein Mensch zu einem umfassenderen Verständnis seines Lebens kommt und daß er dafür Verantwortung übernehmen kann. Häufig kommen die Leute mit zwischenmenschlichen Problemen in die Beratung, oft sind sie verwirrt oder beschämt über Probleme, die plötzlich auftreten.

Viele Menschen gehen in den alltäglichen Konfliktsituationen nicht zuerst zum Psychologen oder zum Psychiater, sondern sie sprechen über ihre Probleme entweder mit einem Arzt, einem ehemaligen Lehrer, einem Seelsorger oder einem Rechtsanwalt, wenn sie zu ihnen Vertrauen haben können. Sie wollen sich ganz einfach bei jemandem aussprechen. Sie suchen jemanden, der ihnen zuhört und ihnen einen Rat gibt. Daher ist es nicht sinnvoll, wenn ein Berater irgendein Verhalten moralisch verurteilt. Viele Institutionen, gerade auch religiöse Beratungsinstitutionen, machen häufig den Fehler, daß sie mit moralischen Maßstäben an gewisse Probleme herangehen. Ein Berater muß vielmehr auf die psychische Dynamik eines Menschen achten, die sich hinter einem Problem verbirgt. Es geht ja darum, die Wurzel eines Problems herauszufinden, und nicht bloß Oberflächensymptome zu behandeln. Wenn der Berater dabei in emotionaler Distanz bleibt, dann wird er auch den Menschen wenig weiterhelfen können.

Nehmen wir an, es kommt jemand in die Beratung, der in eine sexuelle Affäre mit einer hochgestellten Persönlichkeit des öffentlichen Lebens verwickelt ist. Nehmen wir weiter an, diese Persönlichkeit sei noch dazu ein Mitglied des Klerus. Auch hier kann der Berater einiges tun. Er kann mit der betreffenden Persönlichkeit über die entstandenen Probleme reden. Auf diese Weise lassen sich oft manche Dinge klären. Auch hier ist es wichtig, daß der Berater genügend Einfühlungsvermögen für beide Seiten hat; er kann dazu beitragen, daß unnötige emotionelle Wellen geglättet werden.

Auch in vielen anderen Fällen wenden sich die Leute an den nebenberuflichen Berater. So kommen geschiedene oder verwitwete Personen zum Seelsorger oder zum Arzt. Denn sie müssen mit einem schweren Verlust fertigwerden, ihr Selbstbild kann durch ein solches Ereignis oft schwer angeschlagen sein. Sie sind in einer Phase der Trauer. Sie suchen im Berater jemanden, der sie verstehen kann und dem sie ihre Probleme offen mitteilen können. So beginnen manche verwitwete Personen zu trinken, oder sie stürzen sich unüberlegt in sexuelle Beziehungen. Oft sind die Familienangehörigen eines solchen Menschen darüber entsetzt, und sie versuchen, ihm zu helfen. Aber sie verhalten sich dabei meistens reichlich ungeschickt und unwissend, denn sie können die tieferen Gründe für sein Verhalten nicht verstehen. Hier kann oft der nebenberufliche Berater sehr gute Unterstützung geben.

Oder es kommen Menschen mit Lebensproblemen in die Beratung, die durch eine plötzlich aufgetretene Krankheit oder durch einen Unfall ausgelöst worden sind. So tun sich viele Menschen schwer, mit einem gelähmten Unfallopfer richtig umzugehen. Sie bleiben in einer eigenartigen Distanz zu ihm, weil sie unbewußt Angst haben, es könnte ihnen dasselbe passieren. Häufig werden chronisch kranke oder gelähmte Menschen fast wie Kinder behandelt, man hält sie auf Distanz. Hier kann ein nebenberuflicher Berater viel zur Überbrückung dieser Schwierigkeiten beitragen; er kann den Angehörigen und Verwandten eines solchen Menschen zeigen, wie sie den Betroffenen gefühlsmäßig näherkommen können. Er muß dabei herausfinden, woher diese Distanz und die Abweisung kommen. Oder es kommen ältere Menschen in die Beratung, weil sie sich isoliert fühlen. Sie haben wenig Möglichkeiten, ihre sexuellen Bedürfnisse auszudrücken. Auch hier kann der Berater einiges tun, wenn er sich offen auf diese Probleme einläßt.

Ein eigenes Problem sind *Inzestsituationen* in Familien. Dies kommt gar nicht so selten vor, wie viele Menschen meinen. Oft bestehen über längere Zeit hindurch inzestuöse Verhältnisse in einer Familie, ohne daß dies nach außen hin bekannt wird. Aber eine solche Situation betrifft die ganze Familie, nicht nur die inzestuösen Partner. Häufig entstehen dadurch für die nicht beteiligten Angehörigen schwere psychische Probleme. So kommen z. B. Mütter in die Beratung, deren Töchter mit dem Vater sexuelle Beziehungen haben. Meist möchte die Mutter mit dieser Wahrheit gar nicht konfrontiert sein. Sie verläßt häufig sogar das Haus, damit der Vater mit der Tochter allein ist. Offensichtlich ist dies kein einfaches Problem. Die Psychologen E. Poznanski und P. Blos haben festgestellt, daß inzestuöse Familien oft unter schweren psychischen Störungen leiden und daß meist eine sehr schwache Partnerbeziehung zwischen den Eltern besteht. Häufig sind die Väter entwicklungsmäßig zurückgebliebene Menschen. Die Betroffenen würden gewiß eine Langzeittherapie benötigen, aber die ist in den meisten Fällen nicht möglich, da sie entweder finanziell nicht erschwinglich ist oder die Leute dies gar nicht wollen. Aber inzestuöse Beziehungen kommen genauso zwischen Geschwistern vor oder zwischen Söhnen und ihren Müttern. Wenn ein Inzestfall öffentlich bekannt wird, dann sind meistens Richter und Rechtsanwälte damit befaßt. Hier scheint es günstig, wenn der Berater mit diesen Personen Kontakt aufnimmt, um die Situation richtig einzuschätzen. Auch ist es wichtig, daß der Berater einen ruhigen Kopf bewahrt und daß er, ohne die Menschen zu verurteilen, sich auf ihre Probleme wirklich einlassen kann.

Ein schwieriges Problem besteht darin, wenn der Berater einem Klienten irgendeine *schlechte Nachricht* überbringen soll, die für sein Leben schockierend ist. Dies ist besonders dann schwierig, wenn diese Nachricht mit der Sexualität zu tun hat. So kann es sein, daß er einen Klienten darauf vorbereiten muß, daß irgendeine notwendige Operation sein Sexualleben schwer beeinträchtigen kann oder daß irgendein Unfall einen Menschen primär impotent machen wird. Eine solche Botschaft kann für jeden Menschen schockierend und traumatisierend sein. Denn es wird sein ganzes Selbstbild dadurch in Frage gestellt. Er braucht daher intensive Unterstützung seitens eines guten Beraters. Die Situation kann noch schwieriger werden, wenn der Klient ein junger Mensch ist, der nie mehr zu einer reifen sexuellen Erfahrung kommen wird. So können in der Reifezeit körperliche Probleme auftreten, die die sexuelle Reaktionsfähigkeit eines Menschen beeinträchtigen. Hier ist es wichtig, daß der Berater Kontakt mit dem zuständigen Arzt aufnimmt und sich genau über die medizinischen Details informiert. Am schwierigsten sind solche tragischen Dinge in der Jugendzeit zu verarbeiten, da der Jugendliche gerade dabei ist, seine sexuelle Identität aufzubauen. Es kann sein, daß der Jugendliche sich überhaupt nicht normal fühlt. Er baut starke intellektuelle Verteidigungsmechanismen um sich auf, um seinen körperlichen Defekt zu verdrängen. Wenn es sich um bleibende Unfruchtbarkeit oder um Zeugungsunfähigkeit handelt, dann kann der junge Mensch eine andere Erfüllung für sein Leben finden, etwa eine berufliche Karriere. Aber bei Jugendlichen unter 16 Jahren ist dies sehr schwierig, wie die Psychologin Carol Nadelson in vielen Untersuchungen festgestellt hat. Denn da ist die Gefahr des infantilen Regresses sehr groß, und ein Berater sollte darauf gefaßt sein. Häufig geraten junge Menschen in schwere Angstzustände; auch damit soll der Berater richtig umgehen können.

Eine solche Situation schafft auch schwere Probleme für die Eltern solcher Kinder. Es kann sein, daß sie Schuldgefühle haben oder Depressionen erleiden oder daß sie zornig und ärgerlich sind und nicht wissen, was sie tun sollen. Sie haben große Schwierigkeiten, mit dem Kind über ein solches Problem zu sprechen. Sie fühlen sich auch selbst irgendwie in Frage gestellt. Auch die Eltern brauchen eine starke emotionale Unterstützung seitens des Beraters, um mit einer solchen Situation fertigzuwerden. Gerade Seelsorger können hier eine wertvolle Hilfe geben, wenn sie mit dem Arzt zusammenarbeiten. Der Berater kann den Eltern auch sagen, wie sie mit dem Kind am besten über dieses Problem sprechen können. Manche Psychologen sind der Auffassung, man müßte solche unangenehmen Dinge direkt und klar und deutlich sagen. Aber ich denke, so einfach liegen die Dinge nicht. Es ist wichtig, daß wir den richtigen Zeitpunkt herausfinden, wann ein Jugendlicher eine solche Information am besten verkraften kann. Wir müssen uns also längere Zeit mit ihm beschäftigen. Es wäre gut, wenn der Berater etwas dazu tun könnte, daß der Jugendliche von seinen Altersgenossen nicht alleingelassen wird. Jedenfalls scheinen mir das die schwierigsten Situationen zu sein, in die ein nebenberuflicher Berater überhaupt kommen kann. Es hängt sehr von seinem Geschick und von seinem menschlichen Einfühlungsvermögen ab, ob er hier wirklich helfen kann. Es ist wichtig, daß er solchen jungen Menschen längere Zeit zur Verfügung steht. Wenn eine sexuelle Dysfunktion schon früher bemerkt wird, dann ist es sinnvoll, daß man ein Kind langsam darauf vorbereitet, bevor es in die Adoleszenz hineingerät. Auf diese Weise können später auftretende Schwierigkeiten bereits antizipiert und deren Bewältigung vorbereitend unterstützt werden. Hier ist es wichtig, daß alle Betroffenen, Eltern, Ärzte, Lehrer, Seelsorger und Berater, gut zusammenarbeiten.

24. ÜBERWEISUNG

Jeder Berater möchte seinem Klienten eine möglichst gute Hilfe mitgeben. Er möchte seine Verantwortlichkeit nicht vorschnell abgeben, solange er das Gefühl hat, daß er einem Menschen helfen kann. Aber nun kann es häufig passieren, daß er sich bei einem Problem eindeutig überfordert sieht, daß er mit seiner Hilfe am Ende ist. Wo liegt die Grenze, wann er einen Klienten an einen Psychologen oder Psychiater weiterverweisen soll? Und wie können solche Überweisungen geschehen, damit sie sich für den Klienten konstruktiv auswirken? Seelsorger, Lehrer oder Ärzte stehen häufig in solcher Situation. Sie müssen sich ehrlich fragen, wie weit ihre Beratungskompetenz reicht. Mit einigem Gespür werden sie sehr deutlich die Grenze merken, wann eine Überweisung angezeigt ist. Das gilt für sexuelle und nichtsexuelle Probleme in gleicher Weise. Im allgemeinen werden zwei Grundprinzipien angegeben: a) Wenn der Klient in irgendeiner *Abhängigkeit zum Berater* steht, etwa ein Student zu seinem Lehrer, dann können kaum Beratungsfortschritte erzielt werden. Hier ist eine Überweisung einfach notwendig. Denn jedes Abhängigkeitsverhältnis des Klienten vom Berater ist ein unbedingtes Hindernis für sinnvolle Beratung. Wenn also ein Klient in die Rolle eines passiven Patienten gerät, dann sollte eine Überweisung erwogen werden. Denn dann ist keine gleichwertige Beraterbeziehung mehr möglich. b) Das zweite Prinzip ist ebenso einleuchtend: Wenn der nebenberufliche Berater sieht, daß der Klient eine besondere psychologische Behandlung braucht, die er selber nicht geben kann, dann ist eine Überweisung an einen Fachpsychologen unbedingt angezeigt. Denn gutgemeinte Ratschläge und eine gute Absicht allein können eine Therapie nicht ersetzen. Der Berater muß also ein Gespür dafür bekommen, wann eine Überweisung nötig ist. Er muß die Sprache der Symptome genau verstehen können, er muß merken, wann eine Übertragung stattfindet. Wenn ihm dies gelingt, dann kann er sehr früh in der Beratung eine erste Diagnose stellen. Je

früher man auf die Wurzeln eines Problems stößt, umso effektiver kann eine Überweisung sein.
Der Psychologe Daniel Labby hat einige Gesichtspunkte hinsichtlich der Überweisung zusammengestellt. Ein häufiges Symptom bei sexuellen Schwierigkeiten sind Angstgefühle. Wird die Angst verständlich aus der Lebensgeschichte des Klienten, oder ist sie das Symptom eines nicht erkennbaren Konfliktes? Wenn die Angst, vermischt mit Depressionszuständen, das Sexualleben schwer beeinträchtigt, wenn sie zwischenmenschliche Beziehungen schwer stört oder wenn durch ein bestimmtes Sexualverhalten auf symbolische Weise ein tieferer emotionaler Konflikt ausgetragen wird, dann ist eine psychiatrische Behandlung angezeigt. Der Psychologe A. Otto hat ebenfalls einige Hinweise bezüglich der Überweisung gegeben. Demnach kommt es darauf an, wie ein Klient seine eigene Problematik versteht. Wenn er seine Lebensgeschichte in verzerrter und unvollständiger Weise darstellt und darauf insistiert, daß seine Interpretation die allein richtige sei, dann kann der Berater genötigt sein, an eine Überweisung zu denken. Wenn der Berater die Lebensgeschichte eines Klienten durcharbeitet, dann muß er genau darauf achten, wie der Klient diese Lebensgeschichte aufnimmt. Weist er sie zurück oder verzerrt er sie? Oder greift er häufig zu Alkohol oder Drogen, um mit seinen Problemen fertigzuwerden? Der Berater sollte sehr genau darauf achten, wie der Klient sich selber einschätzt. Wenn ein sehr schwaches Selbstbild vorhanden ist und ein starkes Gefühl der Wertlosigkeit, der Schuld und der Depression, dann sollte ein Berater erwägen, den Klienten an einen Fachpsychologen zu überweisen. Ein anderer wichtiger Punkt ist, ob eine *Langzeitbehandlung* angebracht ist und ob es sich um ein chronisches Persönlichkeitsproblem handelt. Eine Langzeittherapie kann nur ein Fachpsychologe geben. Ein Berater soll sich auch genau erkundigen, ob es im Leben des Klienten seelische Zusammenbrüche gegeben hat. Hat der Klient Selbstmordversuche gemacht? Wenn solche Symptome vorliegen, dann sollte eine Überweisung an einen Fachpsychologen oder Psychiater unbedingt erwogen werden.
Was aber soll der Berater tun, wenn sich der Klient gegen eine Überweisung wehrt? Dieses Problem entsteht häufig in ländlichen Regionen, wo es schwierig ist, einen Fachpsychologen zu

erreichen. Soll dann der nebenberufliche Berater eine tiefere und intensivere Behandlung versuchen? Ich denke, das wäre nicht klug, wenn er dazu nicht die Ausbildung hat. Ein nebenberuflicher Berater sollte seine Kompetenzen niemals überschreiten. Denn er würde sich selbst und anderen dadurch einen schlechten Dienst erweisen. Solange nebenberufliche Berater ihre Kompetenz nicht überschreiten, können sie wenig schwerwiegende Fehler machen. Und in der weiteren Umgebung wird immer ein Psychologe erreichbar sein. In solchen Fällen ist es daher gut, wenn ein nebenberuflicher Berater direkte Kontakte mit Fachpsychologen, Sozialarbeitern, Psychiatern und verschiedenen Fachärzten aufnimmt.

Eine andere Frage ist es, wohin der Berater den Klienten überweisen soll. Er soll sich genau informieren über die Qualität der Institutionen, die eine Fachberatung anbieten. Besonders bei einer Überweisung in eine sogenannte „Sexklinik“ ist große Vorsicht geboten. Denn wie ich schon sagte, ist die Zahl der gut ausgebildeten Sexualtherapeuten noch ziemlich gering. William Masters hat für Amerika festgestellt, daß in den Vereinigten Staaten zirka 4000 oder 5000 Stellen eine Sexualtherapie anbieten, während es im ganzen Land kaum mehr als 100 ausgebildete Sexualtherapeuten gibt. Wie ich sagte, besteht die einseitige Behandlung der sogenannten Sexualtherapie darin, daß andere emotionale Konflikte übersehen oder abgeschwächt werden. Der Berater soll sich also vergewissern, ob ein Psychologe hinreichende Fachausbildung hat und ob seine Arbeit von den Klienten geschätzt wird. Denn es kommt sehr darauf an, ob jemand in die richtigen Hände gerät.

Ein anderes Problem, mit dem nebenberufliche Berater häufig konfrontiert werden, ist die *Vergewaltigung*. Solche Dinge sind weitverbreitet und können große emotionale Probleme für die Betroffenen mit sich bringen. Es wird heute in den Blättern der Frauenemanzipationsbewegung viel über Vergewaltigung geschrieben. Darüber sollte ein nebenberuflicher Berater informiert sein, auch wenn dort die Dinge oft verzerrt wiedergegeben werden. Besonders Ärzte und Rechtsanwälte, aber auch Erzieher und Seelsorger sind häufig mit diesem Problem konfrontiert. Wenn das Opfer einer Vergewaltigung in die Beratung kommt, dann muß der Berater sehr sensibel und mitfühlend sein. Es kann auch sein, daß er mit der Polizei, mit dem Arzt oder mit den Familienangehörigen zusammenarbeiten muß. Denn für eine Frau kann eine Vergewaltigung ein traumatisierendes Erlebnis sein. Es kommt viel darauf an, ob sie hinreichende emotionale Hilfe bekommt, um mit diesem Problem fertigzuwerden. Ähnlich wie bei einer Kinderschändung gehen hier die Emotionen besonders hoch. Daher ist es wichtig, daß der Berater einen klaren Kopf bewahrt. Auch hier muß er entscheiden, welche Dinge zuerst gelöst werden müssen; er muß in gewisser Weise die Situation „managen". Wenn er Ruhe bewahrt, dann kann er sich über den Vorfall auch ein klares Bild machen. Dies ist besonders wichtig bei der Vergewaltigung von größeren Kindern und Minderjährigen, die das Ereignis meist nur sehr verzerrt wiedergeben können.

Psychologisch wird eine Vergewaltigung noch schwieriger, da sehr oft eine reziproke Dynamik zwischen dem Vergewaltiger und dem Opfer besteht. Wenn ein Kind oder eine Minderjährige vergewaltigt wird, dann sollte der Berater mit dem Kind sprechen, bevor der Arzt es tut. Denn sonst werden die Probleme leicht verzerrt. Erst wenn sich der Berater ein klares Bild über die Situation des Betroffenen gemacht hat, kann er einen guten Kinder- oder Jugendpsychologen suchen, an den er das Kind oder den Jugendlichen überweisen kann. Für ihn ist es wichtig, daß er auch mit den Familienmitgliedern arbeitet. Denn häufig sagen die Angehörigen einem Jugendlichen, er möge das Ereignis der Vergewaltigung vergessen. Aber das nützt dem Opfer gar nichts, es muß vielmehr seine Erfahrung psychologisch verarbeiten. Der Klient braucht einen guten Therapeuten, um diese Gefühle ohne bleibende Schädigung aufarbeiten zu können. Der nebenberufliche Berater hat eine wichtige Funktion, indem er die soziale Umwelt des Opfers richtig informiert. So kann es durchaus sinnvoll sein, daß er mit der Schulklasse, in der das betroffene Kind sich befindet, über dieses Ereignis spricht.

Obwohl die Vergewaltigung von Frauen viel häufiger ist, gibt es auch Fälle, daß Männer sexuell vergewaltigt werden. Aber eine solche Vergewaltigung ist gewöhnlich homosexueller Natur, doch die emotionellen Erfahrungen sind dieselben. Auch hier braucht der Berater viel Einfühlungsvermögen und Verständnis, um ein solches Problem richtig bearbeiten zu können.

Nehmen wir noch ein anderes Problem her, mit dem der Berater konfrontiert werden kann. Es gibt Leute, deren erotisches Verhalten für sie selbst lebensbedrohend ist. Welche psychische Dynamik ist in solchen Menschen am Werk? Häufig handelt es sich um einen offenen sexuellen *Masochismus,* der gefährlich sein kann. So gibt es in bestimmten Subkulturen unserer Gesellschaft sehr verbreitet sado-masochistische Sexualpraktiken, bei denen Menschen gefesselt, gedemütigt, versklavt und in echte Lebensgefahr gebracht werden. Heute wird ein solches sadistisches Verhalten noch weitgehend romantisiert. Viele Menschen, die so etwas tun, leiden unter einem starken „Todestrieb". Sie benötigen ihre sadistischen Aktivitäten (das Fesselungssyndrom), um damit ihre Einsamkeit, Depression und Isolation überwinden zu können. Wie bereits dargelegt, haben solche Menschen starke sadistische Züge an sich. Der Psychologe Stoller vertritt die Auffassung, daß hinter solchen sadistischen Aktivitäten enorm viel unterdrückter Zorn steht. Menschen fordern den Tod heraus, um über ihn zu triumphieren. Wenn ein Berater mit solchen Dingen konfrontiert wird, dann muß er sehr vorsichtig sein, ob er diesen Problemen gewachsen ist. Er muß aber auch hier sehen, welche seelische Dynamik am Werk ist. Menschen, die mit solchen Problemen in die Beratung kommen, brauchen eine intensive psychologische oder psychiatrische Behandlung. Auch Menschen, die einen Selbstmordversuch überlebt haben, kommen häufig zum Berater. Auch hier ist es die Aufgabe der Berater, die Situation klar zu prüfen und zu sehen, welche Form der therapeutischen Behandlung angebracht ist. Ihre Hilfe mag eine *Überbrückungsfunktion* haben bis zu der Zeit, wo eine psychologische Therapie beginnen kann. Aber gerade diese Überbrückungsfunktion der nebenberuflichen Berater sollte keineswegs unterschätzt werden.

LITERATUR

B. und C. Ard, Handbook of Marriage Counseling. Palo Alto 1969.

J. Bardwick, Psychology of Women. New York 1971.

A. P. Bell/C. S. Hall, The Personality of a Child Molester: An Analysis of Dreams. Chicago 1971.

F. Cohn, Understanding Human Sexuality. Englewood Cliffs 1974.

J. C. Coleman, Abnormal Psychology in Modern Life. Glenview 1972.

M. De Martino, Sexual Behaviour and Personality Characteristics. New York 1966.

E. Erikson, Kindheit und Gesellschaft. Frankfurt 1968.

A. Greeley, Erotische Kultur. Partnerschaft und Intimität. Graz [2]1978.

A. Greeley, Sexualität. Phantasie und Festlichkeit. Graz 1978.

A. Karlen, Sexuality and Homosexuality. New York 1971.

E. Kennedy, Handbuch der Lebensberatung. Graz 1978.

R. W. Libby / R. Whitehurst, Renovating Marriage. Danville 1973.

I. Marcus / J. Francis, Masturbation from Infancy to Senescence. New York 1975.

R. D. McCracken, Fallacies of Women's Liberation. Boulder 1972.

R. Stoller, Perversion: The Erotic Form of Hatred. New York 1975.

A. Storr, Sexual Deviation. Baltimore 1964.

D. Taylor, Human Sexual Development, Philadelphia 1970.